面向人民健康
提升健康素养

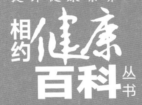

相约健康百科丛书

面向人民健康
提升健康素养

相约健康百科丛书

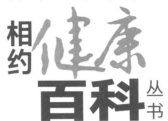

就医系列
问药

儿童及青少年就医指导

主 编 刘智胜 傅君芬

人民卫生出版社
·北京·

丛书专家指导委员会

主 任 委 员　　陈　竺

副主任委员　　李　斌　于学军　王陇德　白书忠

委　　　员　　（院士名单按姓氏笔画排序）

于金明　王　辰　王　俊　王松灵　田金洲

付小兵　乔　杰　邬堂春　庄　辉　李校堃

杨宝峰　邱贵兴　沈洪兵　张　强　张伯礼

陆　林　陈可冀　陈孝平　陈君石　陈赛娟

尚　红　周宏灏　郎景和　贺福初　贾伟平

夏照帆　顾东风　徐建国　黄荷凤　葛均波

董尔丹　董家鸿　韩济生　韩雅玲　詹启敏

丛书工作委员会

主 任 委 员　　李新华

副主任委员　　徐卸古　何　翔　冯子健　孙　伟

　　　　　　　孙　巍　裴亚军　武留信　王　挺

委　　　员　　（按姓氏笔画排序）

王凤丽　王丽娟　皮雪花　朱　玲　刘　彬

刘召芬　杜振雷　李　祯　吴　非　庞　静

强东昌　鲍鸿志　谭　嘉

本书编委会

主　　编　　刘智胜　傅君芬

副主编　　吴　蔚　肖　晗　沈　军

编　　者　　（按姓氏笔画排序）

王筱雯　华中科技大学同济医学院附属武汉儿童医院

芦　莉　青海省妇幼保健院

付　勇　浙江大学医学院附属儿童医院

吉　炜　上海交通大学医学院附属上海儿童医学中心

乔　彤　上海交通大学医学院附属儿童医院

刘智胜　华中科技大学同济医学院附属武汉儿童医院

孙　丹　华中科技大学同济医学院附属武汉儿童医院

李小芹　河南省儿童医院

李昕松　重庆医科大学附属儿童医院

吴　蔚　浙江大学医学院附属儿童医院

陈　瑜　华中科技大学同济医学院附属同济医院

陈香元　广州医科大学附属妇女儿童医疗中心

肖　晗　华中科技大学同济医学院附属武汉儿童医院

沈　军　复旦大学附属儿科医院

张　峰　浙江大学医学院附属儿童医院

张园园　浙江大学医学院附属儿童医院

杨荣旺　浙江大学医学院附属儿童医院

徐明玉　上海交通大学医学院附属新华医院

黄　磊　南京医科大学附属儿童医院

梁　源　首都医科大学附属北京儿童医院

傅君芬　浙江大学医学院附属儿童医院

熊　昊　华中科技大学同济医学院附属武汉儿童医院

学术秘书　　肖　晗　华中科技大学同济医学院附属武汉儿童医院

吴　蔚　浙江大学医学院附属儿童医院

陈竺院士
说健康

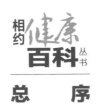

总　序

　　人民健康是现代化最重要的指标之一，也是人民幸福生活的基础。党的二十大报告明确到 2035 年建成健康中国。社会各界，尤其是全国医疗卫生工作者，要坚持以人民为中心的发展思想，把保障人民健康放在优先发展的战略位置，加快推进健康中国建设，全方位全周期保障人民健康，为实现"两个一百年"奋斗目标、实现中华民族伟大复兴的中国梦打下坚实的健康基础，为共建人类卫生健康共同体作出应有的贡献。

　　为助力健康中国建设，提升人民健康素养，人民卫生出版社（以下简称"人卫社"）联合相关学（协）会、平台、媒体共同策划，整合各方优势、创新传播途径，打造高质量的纸数融合立体化传播健康知识普及出版物《相约健康百科丛书》（以下简称"丛书"）。丛书通过图书、新媒体、互联网平台等全媒体，努力为人民群众提供全生命周期的健康知识服务。在深入了解丛书的策划方案、组织管理和工作安排后，我欣然接受了邀请，担任丛书专家指导委员会主任委员，主要基于以下考虑。

　　建设健康中国，人人享有健康。党的十八大以来，以习近平同志为核心的党中央一直高度重视、持续推动健康中国建设。2016 年党中央、国务院印发的《"健康中国 2030"规划纲要》指出，推进健康中国建设，是全面建成小康社会、基本实现社会主义现代化的重要基础，是全面提升中华民族健康素质、实现人民健康与经济社会协调发展的国家战略。健康中国的主题是"共建共享、全民健康"，共建共享是基本路径，

全民健康是根本目的。人人参与、人人尽力、人人享有，实现全民健康，需要全社会共同努力。党的二十大对新时代新征程上推进健康中国建设作出新的战略部署，赋予了新的任务使命，提出"把保障人民健康放在优先发展的战略位置，完善人民健康促进政策"。丛书建设抓住了健康中国建设的核心要义。

提升健康素养，需要终身学习。健康素养是人的一种能力：它能够帮助个人获取和理解基本的健康信息和服务，并能运用其作出正确的判断和决定，以维持并促进自己的健康。2008年1月，卫生部发布《中国公民健康素养——基本知识与技能（试行）》，首次以政府文件的形式界定了居民健康素养，我很高兴签发了这份文件。此后，我持续关注该工作的进展和成效。经过多年的不懈努力，我国健康素养促进工作蓬勃发展，居民健康素养水平从2009年的6.48%上升至2021年的25.4%，人民健康状况和基本医疗卫生服务的公平性、可及性持续改善，主要健康指标居于中高收入国家前列，为以中国式现代化全面推进中华民族伟大复兴奠定了坚实的健康基础。健康素养需要持续地学习和养成，丛书正是致力于此。

健康第一责任人，是我们自己。2019年12月，十三届全国人大常委会第十五次会议通过了《中华人民共和国基本医疗卫生与健康促进法》，该法第六十九条提出"公民是自己健康的第一责任人，树立和践行对自己健康负责的健康管理理念，主动学习健康知识，提高健康素养，加强健康管理。倡导家庭成员相互关爱，形成符合自身和家庭特点的健康生活方式。"从国家法律到健康中国战略，都强调每个人是自己健康的第一责任人。只有人人都具备了良好的健康素养，成为自己健康的第一责任人，健康中国才有了最坚实的基础。丛书始终秉持了这一理念，能够切实帮助读者承担起自己的健康责任。

接受丛书编著邀请后，我多次听取了丛书工作委员会和人卫社的汇报，提出了一些建议，并录制了"院士说健康"视频。我很高兴能以此项工作为依托，为人民健康多做些有意义的工作。丛书工作委员会和人卫社的同仁们一致认为，这件事做好了，对提高国民特别是青少年健康素养意义重大！

2022年11月，在丛书启动会议上，我提出丛书建设要做到心系于民、科学严谨、质量第一、无私奉献四点希望。2023年9月，丛书"健康一生系列"正式出版！丛书建设者们高度负责、团结协作，严谨、创新、务实地推进丛书建设，让我对丛书即将发挥的作用充满了信心，也对健康科普工作有了更多的思考。

一是健康科普工作需把社会责任放在首位。丛书为做好顶层设计，邀请一批院士担任专家指导委员会的成员。院士们的本职工作非常繁忙，但他们仍以极高的热情投入丛书建设中，指导把关、录制视频，担任健康代言人，身体力行地参与健康科普工作。全国广大医务工作者也要积极行动起来，把社会责任放在首位，践行习近平总书记提出的"科技创新、科学普及是实现创新发展的两翼"之工作要求，把健康科学普及放在与医药科技创新同等重要的位置，防治并重，守护人民健康。

二是健康科普工作应始终心系于民。健康科普需要找准人民群众普遍关心的健康问题，有针对性地开展工作，方能事半功倍。丛书每一个系列都将开展健康问题征集活动，"健康一生系列"收集了两万余个来自大众的健康问题，说明人民群众的健康需求是旺盛的，对专家解答是企盼的。丛书组织专家对这些问题进行了认真的整理、分析和解答，并在正式出版前后组织群众试读活动，以不断改进工作，提升质量，满足人民健康需求，这些都是服务于民的重要体现。丛书更是积极尝试应用新

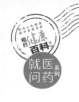

技术新方法，为科普传播模式创新赋能，强化场景化应用，努力探索克服健康科普"知易行难"这个最大的难题。

三是健康科普工作须坚持高质量原则。高质量发展是中国式现代化的本质要求之一。健康科普工作事关人民健康，须遵从"人民至上、生命至上"的理念，把质量放在最重要的位置，以人民群众喜闻乐见的方式，传递科学的、权威的、通俗易懂的健康知识，要在健康科普工作中塑造尊重科学、学习科学、践行科学之风，让"伪科学""健康谣言""假专家"无处遁形。丛书工作委员会、各编委会坚持了这一原则，将质量要求落实到每一个环节。

四是健康科普工作要注重创新。不同的时代，健康需求发生着变化，健康科普方式也应与时俱进，才能做到精准、有效。丛书建设模式创新也是耳目一新，比如立足不同的应用场景，面向未来健康需求的无限可能，设计了"1+N"的丛书系列开放体系，成熟一个系列就开发一个；充分发挥专业学（协）会和权威专家作用，对每个系列的分册构建进行充分研讨，提出要从健康科普"读者视角"着眼，构建具有中国特色的国民健康知识体系；精心设计各分册内容结构和具有中华民族特色的系列 IP 形象；针对人民接受健康知识的主要渠道从纸媒向互联网转移的特点，设计纸数融合图书与在线健康知识问答库结合，文字、图片、视频、动画等联动的全媒体传播模式，全方位、全媒体、全生命周期服务人民健康等。

五是健康科普工作需要高水平人才队伍。人才是所有事业的第一资源。丛书除自身的出版传播外，着眼于健康中国建设大局，建立编写团队组建、遴选与培养的系列流程，开展了编写过程和团队建设研究，组建来自全国，老、中、青结合的高水平编者团队，且每个分册都通过编写过程的管理努力提升作者的健康科普能力。这项工作非常有意义。希望未来，越来越多的卫生健康工作者能以高度的社会责任感、职业使命感，以无私奉献的精神参与到健康科普工作中，以更多更好的健康科普精品，服务人民健康。

衷心希望，通过驰而不息的建设，丛书能让健康中国、健康素养、健康第一责任人的理念深入人心，并转化为建设健康中国的重要动力，成为国民追求和促进健康的重要支撑。

衷心希望，能以大型健康科普精品丛书为依托，培养一支高水平的健康科普作者队伍，增强文化自信的建设力量，从而更好地为中华民族现代文明贡献健康力量。

衷心希望，读者朋友们积极行动起来，认真汲取《相约健康百科丛书》中的健康知识，把它们运用到自己的生活里，让自己更健康，也为健康中国建设作出每个公民的贡献！

中国红十字会会长
中国科学院院士
丛书专家指导委员会主任委员

2023 年 7 月

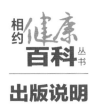

出版说明

健康是幸福生活最重要的指标，健康是 1，其他是后面的 0，没有 1，再多的 0 也没有意义。提升健康素养，是提高全民健康水平最根本、最经济、最有效的措施之一。党的二十大报告要求，加强国家科普能力建设，深化全民阅读活动。习近平总书记指出，科技创新、科学普及是实现创新发展的两翼，要把科学普及放在与科技创新同等重要的位置。在这一重要指示精神的指引下，人民卫生出版社（以下简称"人卫社"）努力探索让科学普及这"一翼"变得与科技创新同样强大，进而助力创新型国家建设。经过深入调研，团结广大医学科学家、健康传播专家、学（协）会、媒体、平台，共同策划出版《相约健康百科丛书》（以下简称"丛书"）。

为了帮助读者更好地了解和使用丛书，特将出版相关情况说明如下。

一、丛书建设目标

丛书努力实现五个建设目标，即：高质量出版健康科普精品，培养优秀的健康科普团队，创新数字赋能传播模式，打造知识共建共享平台，最终提升国民健康素养，服务健康中国行动落实和中华民族现代文明建设。

二、丛书体系构建

1. 丛书各系列分册设计遵从人民至上的理念，突出读者健康需求和

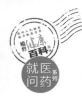

视角。各系列的分册设计经过多轮专家论证、读者健康需求调研，形成从读者需求入手进行分册设计的共识，更好地与读者形成共鸣，让读者愿意读、喜欢读，并能转化为自身健康生活方式和行为。

比如，丛书第一个系列"健康一生系列"，既不按医学学科分类，也不按人体系统分类，更不按病种分类，而是围绕每个人在日常生活中会遇到的健康相关问题和挑战分类。这个系列分别针对健康理念养成，到人生面临的生、老、病问题，再到每天一睁眼要面对的食、动、睡问题，最后到更高层次的养、乐、美问题，共设立 10 个分册，分别是《健康每一天》《健康始于孕育》《守护老年健康》《对疾病说不》《饮食的健康密码》《运动的健康密码》《睡眠的健康密码》《中医养生智慧》《快乐的健康密码》和《美丽的健康密码》。

2. 丛书努力构建从健康知识普及到健康行为指导的全生命周期全媒体的健康知识服务体系。依靠权威学（协）会和专家的反复多次研究论证，从读者的健康需求出发，丛书构建了"1+N"系列开放体系，即以"健康一生系列"为"1"；以不同人群、不同场景的不同健康需求或面临的挑战为"N"，成熟一个系列就开发一个系列。"主动健康系列""应急急救系列""就医问药系列""康养康复系列"，以及其他系列将在"十四五"期间陆续启动和出版。

3. 丛书建设有力贯彻落实"两翼论"精神，推动健康科普高质量创新发展。丛书除自身的出版传播外，还建立编写团队组建、遴选与培养的系列流程，开展了编写过程和团队建设研究，组建来自全国，老、中、青结合的高水平编者团队，并通过编写过程的管理努力提升作者的健康科普能力。丛书建设部分相关内容还努力申报了国家"十四五"主动健康和人口老龄化科技应对重点专项；以"《相约健康百科丛书》策划出版为基础探索全方位、立体化大众科普类图书出版新模式"为题，成功获得人卫研究院创新发展研究项目支持。

三、丛书创新特色

1. 体现科学性、权威性、严谨性。为做好丛书的顶层设计、项目实施和编写出版工作，保障科学性，成立丛书专家指导委员会、工作委员会和各分册编委会。

第十二届、十三届全国人大常委会副委员长，中国红十字会会长陈竺院士担任丛书专家指导委员会主任委员，国家卫生健康委员会副主任李斌、中国计划生育协会常务副会长于学军、中华预防医学会名誉会长王陇德院士、中国健康促进基金会荣誉理事长白书忠等担任副主任委员，三十余位院士应邀担任委员。专家们积极做好丛书顶层设计、指导把关工作，录制"院士说健康"视频，审阅书稿，甚至承担具体编写工作……他们率先垂范，以极高的社会责任感投入健康科普工作，为全国医务工作者参与健康科普工作树立了榜样。

人民卫生出版社、中国健康促进基金会、中国计划生育协会、中华预防医学会、中国科普研究所、全国科学技术名词审定委员会、健康报社、新华网客户端《新华大健康》等机构负责健康科普工作的领导和专家组成了丛书工作委员会，并成立了丛书工作组，形成每周例会、专题会、组建专班等工作机制，确保丛书建设的严谨性和高质量推进。

各系列各分册编委会均由相关学（协）会、医学院校、研究机构等领域具有卓越影响力的专家组成。专家们面对公众健康需求迫切，但优秀科普作品供给不足、科普内容良莠不齐的局面，均以极大的热忱投入丛书建设与编写工作中，召开编写会、审稿会、定稿会等各类会议，对架构反复研究，对内容精益求精，对表达字斟句酌，为丛书的科学性、权威性和严谨性提供了可靠保证。

2. 彰显时代性、人民性、创新性。习近平总书记在文化传承发展座谈会上发表重要讲话，强调"在新的起点上继续推动文化繁荣、建设文化强国、建设中华民族现代文明，是我们在新时代新的文化使命"。丛书以"同中国具体实际相结合、同中华优秀传统文化相结合"理念为指导，彰显时代性、人民性、创新性。

丛书高度重视调查研究工作，各个系列都会开展面向全社会的问题征集活动，并将征集到的问题融入各个分册。此外，在正式出版前后都专门开展试读工作，以了解读者的真实感受，不断调整、优化工作思路和方法，实现内容"来自人民，根植人民，服务人民"。

在丛书整体设计和 IP 形象设计中，力求用中国元素讲好中国健康科普故事。丛书在全程管理方面始终坚持创新，在书稿撰写阶段，即采用人卫投审稿平台数字化编写方式，从源头实现"纸数融合"。在图书编写过程中，同步建设在线知识问答库。在图书出版后，实现纸媒、电子书、音频、视频同步传播，为不同人群的不同健康需求提供全媒体健康知识服务。

3. 突显全媒性、场景性、互动性。丛书采取纸电同步方式出版，读者可通过数字终端设备，如电脑、手机等进行阅读或"听书"；同时推出配套数字平台服务，读者可通过图书配套数字平台搜索健康知识，平台将通过文字、语音、直播等形式与读者互动。此外，丛书通过对内容的数字化、结构化、标引化，建立与健康场景化语词的映射关系，构建场景化知识图谱，利用人们接触的各类健康数字产品，精准地将健康知识推送至需求者的即时应用现场，努力探索克服健康科普"知易行难"这个最大的难题。

四、丛书的读者对象、内容设计和使用方法

参照《中国公民健康素养 66 条》锁定的目标人群，丛书读者对象定为接受九年义务教育及具备以上文化水平的人群，采用问答形式编写，重点选择大众日常生活中"应知道""想知道""不知道"和"怎么办"的问题。丛书重在解决"怎么办"，突出可操作性，架起大众对"预防为主"和"一般健康问题"从"为什么"到"怎么办"的桥梁，助力从"以治病为中心"向"以健康为中心"转变。

丛书是一套适合普通家庭阅读、查阅和收藏的健康科普书，覆盖日常生活中会遇到的常见健康问题。日常阅读，可以有效提升健康素养；遇到健康问题时查阅对应内容，可以达到答疑解惑、排忧解难的目的。此外，丛书还配有丰富的富媒体资源，扫码观看视频即可接收来自专家针对具体健康问题的进一步讲解。

《庄子·内篇·养生主》提醒我们："吾生也有涯，而知也无涯，以有涯随无涯，殆已！"如何有效地让无穷的医学知识转化为有限的健康素养，远远不止"授人以渔"这么简单，这需要以大型健康科普精品出版物为依托，培养一支高水平的健康科普作者队伍；需要积极推进相关领域教育、科技、人才三位一体发展，大力弘扬科学精神和科学家精神；还需要社会各界积极融健康入万策，并在此基础上努力建设健康科学文化，增强文化自信的建设力量，从而更好地为中华民族现代文明建设贡献健康力量。

衷心感谢丛书建设者们和读者们的大力支持，让我们共同努力，为健康中国建设和中华民族现代文明建设作出力所能及的贡献。

丛书工作委员会

2023 年 7 月

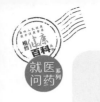

前　言

习近平总书记指出，科技创新、科学普及是实现创新发展的两翼，要把科学普及放在与科技创新同等重要的位置。党的二十大报告强调"加强国家科普能力建设"，将科普作为提高全社会文明程度的重要举措，面向人民健康，提升健康素养。为落实面向人民健康的工作要求，践行健康中国战略，推进健康知识普及行动，由人民卫生出版社策划出版的《相约健康百科丛书》"就医问药系列"《儿童及青少年就医指导》分册，荟萃了全国 13 家三级甲等医院 22 位儿科专家，从儿童及青少年阶段的健康问题及常见病入手，编写了这本指导儿童及青少年患者、家长如何科学就医的健康科普图书。

本书采用问答形式，分为生长发育、膳食营养、心理健康和常见疾病 4 个部分，共计 160 个问题。以儿童青少年阶段普遍存在的健康问题及家长尤为关注的健康话题和养育疑问为主体，采用通俗易懂的语言，给予读者简单明了的解答。为家长及时掌握儿童青少年的健康状况，及时发现健康问题，及时进行干预提供科学有效的指导。

本书是集体智慧的结晶，各位编者力求内容科学新颖，理论结合实际，从专业的视角为大众普及儿童青少年防病治病知识，尽医者的绵薄之力。在此，对各位编者在编写过程中表现出的认真、严谨、负

陆林院士
说健康

责的态度，以及对本书作出的贡献，表示衷心的感谢。同时，特别感谢肖晗和吴蔚两位学术秘书的辛勤付出。

限于编者的知识水平，书中难免有不足或疏漏之处，敬请广大读者批评指正。

刘智胜　傅君芬

2024 年 4 月

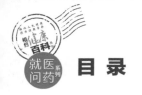

目 录

第二章 **膳食营养**

第三章　心理健康

第四章 常见疾病

一 呼吸系统疾病   132

二 消化系统疾病   145

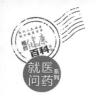

八　心血管系统疾病 225

九　眼科疾病 239

十　耳鼻咽喉疾病 252

十八　少儿妇科疾病

第一章

生长发育

一

体格指标

1. 为什么孩子比同龄人**矮小**

身高是衡量儿童生长发育的重要指标，也是父母非常关注的问题之一。当发现自己的孩子比同龄人矮小时，父母难免会担心孩子是否存在生长发育方面的问题。

关键词

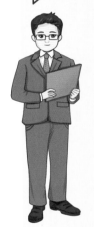

孩子的生长发育是一个复杂的过程，受到多种因素的影响。一般来说，孩子的身高主要受遗传和环境两大因素影响。

首先，遗传因素是影响孩子身高的一个重要因素。父母双方身高较高的孩子，其身高也相对较高；反之，父母双方身高较矮的孩子，其身高也相对较矮。但是，遗传因素并不是决定孩子身高的唯一因素。

其次，营养不良是导致孩子比同龄人矮小的一个常见原因。在孩子成长过程中，营养的摄入对孩子的生长发育至关重要。如果孩子长期营养摄入不足，可能会导致生长发育迟滞。因此，家长要注意给孩子提供充足的营养，确保孩子摄入足够的优质蛋白质、脂肪、碳水化合物、维生素和矿物质等营养素。同时，要避免孩子过度摄入高糖、高脂肪的食物，以免导致肥胖等问题。

此外，运动也是影响孩子身高的一个重要因素。

儿童生长发育　身高　营养

适当的运动可以促进骨骼的生长，有助于孩子的身高发育。因此，家长要鼓励孩子参加体育锻炼，如跑步、跳绳、游泳，以促进孩子的生长发育。同时，要保证孩子充足的睡眠时间，因为生长激素的分泌主要在夜间进行，充足的睡眠有助于生长激素的分泌，从而促进孩子的生长发育。

最后，家长要正确看待孩子的身高问题。每个孩子的生长发育进程和速度不同，有的早，有的迟，有的快，有的慢。因此，家长不要过分焦虑孩子的身高问题，要关注孩子的整体发育情况。如果发现孩子比同龄人矮小，要及时带孩子去医院进行专科检查，找出原因并采取相应的措施。同时，家长要引导孩子树立对身高的正确观念，关注孩子的全面发展，并为孩子创造一个良好的成长环境。

（徐明玉）

2. 早产儿身高、体重什么时候能追上足月儿

早产儿是指出生时胎龄不足 37 周的新生儿。由于早产儿在母体内发育时间较短，其生理功能和器官结构尚未完全成熟，因此他们在出生后需要特别的关注和护理。

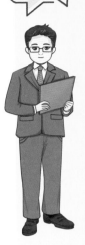

营养状况是影响早产儿生长速度的重要因素。充足的营养摄入有助于早产儿的生长发育，而营养不良则可能导致早产儿生长迟缓。在早产儿的生长发育过程中，机体内分泌水平的稳定至关重要。甲状腺激素、生长激素等内分泌激素对早产儿的生长发育具有促进作用。另外，良好的生活环境有助于早产儿的生长发育，包括适宜的温度、湿度、光线等条件，以及家庭氛围、亲子关系等因素。

一般来说，早产儿在出生后的 6~12 个月，其身高体重增长速度会逐渐加快，逐渐接近同龄足月婴儿的水平。在这个过程中，家长应密切关注早产儿的生长发育情况，并根据实际情况按照医生的建议调整喂养计划和生活环境。

家长应根据早产儿的年龄、体重等情况，在医生的指导下合理安排喂养计划，并定期带早产儿进行生长发育评估，以便及时发现并解决可能出现的问题。家长还应关注早产儿的心理需求，为早产儿营造一个安全、温暖、舒适、安静的生活环境，促进其全面的生长发育。

关键词

早产儿　生长发育　追赶性生长

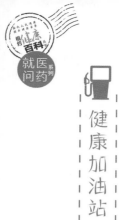

早产儿生长发育的特点

早产儿生长发育具有以下 3 个特点。

1. 生长速度较慢　由于早产儿在母体内发育时间较短，其出生时的体重和身长往往低于足月新生儿。因此，早产儿在出生后的生长发育过程中，其生长速度相对较慢。

2. 生长曲线波动较大　早产儿在出生后的生长发育过程中，其生长曲线波动较大，可能会出现暂时性的停滞或减缓现象。这是由于早产儿的生长发育受到多种因素的影响，如营养状况、内分泌水平、生活环境。

3. 容易出现追赶性生长　早产儿在出生后的生长发育过程中，由于其生长潜力较大，容易出现追赶性生长的现象。即在出生后的一段时间内，早产儿的身高体重增长速度逐渐加快，最终达到与同龄足月婴儿相近的水平。

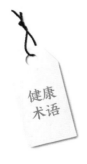

健康术语

追赶性生长：早产儿从出生至矫正胎龄 40 周，因不适应宫外环境，生长速度较慢，40 周后才表现出生长加速，这是在评估早产儿生长水平时需要使用矫正胎龄的依据。早产儿追赶性生长的最佳时期是出生后第 1 年，尤其是出生后的前 6 个月。

（徐明玉）

3. 孩子**不长身高只长体重**怎么办

孩子明明吃得好、睡得足，但就是不长个子，反而体重一直在增加，这可能让孩子和家长都感到十分困扰。

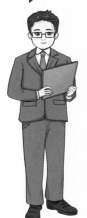

如果孩子在一段时间内只长体重不长身高，可能是以下几个原因导致的。

（1）营养不均衡：孩子的饮食中如果缺乏必要的营养素，如蛋白质、钙、锌，可能影响骨骼的生长和发育，从而导致身高增长缓慢。

（2）缺乏运动：运动可以刺激骨骼生长，促进身高的增长。如果孩子长时间坐着不动，缺乏运动，可能导致身高增长缓慢。

（3）疾病因素：孩子免疫力比较低，出现过敏性疾病或者是呼吸系统疾病，以及消化系统疾病，都会影响长个子。例如，甲状腺功能减退、库欣综合征等疾病可能导致孩子突然发胖。

那么，面对孩子不长身高只长体重的问题，家长应该如何应对呢？

关键词

儿童生长发育 营养均衡 运动锻炼

（1）调整饮食：要保证孩子的饮食营养均衡。同时，要避免孩子过度摄入高热量、高脂肪的食物。

（2）增加运动：要鼓励孩子多参加户外活动，增加运动量。运动不仅可以促进身高的增长，还可以防止体重过快增加。

（3）定期体检：要定期带孩子进行体检，了解孩子的生长发育情况。如果发现孩子的身高增长缓慢，或者体重增加过快，要及时寻求医生的帮助，采取相应的措施。

（4）保持良好的生活习惯：要保证孩子有足够的睡眠，避免熬夜；要教育孩子养成良好的饮食习惯，避免挑食、偏食。

（5）科学补充营养：可以考虑在医生的指导下为孩子补充一些有助于身高增长的营养素，如生长激素、钙、锌等。

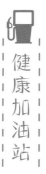

健康加油站

库欣综合征又称皮质醇增多症，是由于多种原因引起的肾上腺皮质长期分泌过多糖皮质激素所产生的临床症候群，多发于 20~45 岁成人。其主要表现包括满月脸、多血质外貌、向心性肥胖、痤疮、紫纹、高血压等。

请注意，库欣综合征发病率虽然不高，但治疗难度较大，对患者日常生活质量产生严重影响。孩子一旦出现不长身高，只长体重的情况超过 3 个月，就要及时就医。

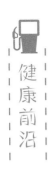

肥胖的预防和控制

肥胖问题已经成为全球范围内日益严峻的健康挑战。根据医学权威期刊《柳叶刀》2024 年最新的研究显示，全球受肥胖问题影响的儿童、青少年和成人已经超过 10 亿人。截至 2022 年，全球儿童和青少年肥胖患病人数接近 1.6 亿，肥胖率比 1990 年增加了 4 倍。在绝大多数国家，受肥胖影响的人数远远超过体重过轻的人数。

肥胖并不仅仅是一种简单的疾病，它会引发人体各个系统的疾病。过量的脂肪在肝脏内积聚可能导致非酒精性脂肪性肝病（NAFLD），并且可能进展为更为严重的非酒精性脂肪性肝炎（NASH）。此外，肥胖还会导致胰岛素抵抗、糖耐量受损，引起糖、脂代谢异常。肥胖还与儿童高血压、性早熟、睡眠呼吸暂停及多囊卵巢综合征等问题密切相关，严重危害儿童和青少年的身心健康，甚至危及生命。肥胖所带来的影响是深远的，也会增加成年后患慢性疾病的风险。《柳叶刀》指出，体重指数（BMI）导致全球数百万人死亡或伤残调整寿命年。肥胖不仅影响儿童和青少年的健康和生活质量，长期使用药物也会给国家的医疗资源和社会经济带来沉重负担。

近年来，肥胖领域涌现出一系列药物。例如，2021 年批准了司美格鲁肽用于治疗肥胖和超重，2023 年批准了替尔泊肽用于超重患者。此外，瑞

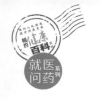

他鲁肽是目前最新的一种药物，通过作用于肠抑胃肽（GIP）、GLP-1 和胰高血糖素受体，在二期试验中证实可以有效治疗肥胖，使体重减轻 1/4。药物治疗可以为一部分肥胖人群带来明显的生活改善。然而，需要注意的是，长期使用减重药物可能存在安全性问题和可能的不良反应，因此需要谨慎对待。《柳叶刀》建议，当 BMI ≥ 35kg/m^2 时，可以考虑使用抗肥胖药物治疗。如果只是为了迎合大众审美要瘦几斤就使用这些药物，那一定需要慎重考虑。

对于个人及社会经济来说，长期使用减重药物的成本也是非常巨大的。此外，减重药物在停药后可能会出现体重反弹，因此，不能把药物作为减重的唯一方法。健康的生活方式干预也十分重要。《柳叶刀》强调了从幼年到成年期，通过合理饮食、适当锻炼和合理照护对肥胖加以预防和控制的重要性。因此，从儿童时期开始，我们需要加强户外锻炼，减少高热量、高脂肪食物摄入，缩短电子产品使用时间等，从多方面预防体重过度增长。

（徐明玉　傅君芬　赵宁宁）

如何防治儿童肥胖症

4. 孩子常常喊**膝盖及小腿痛**，需要就医吗

亲爱的家长们，你们是否曾经遇到过这样的问题：孩子常常喊膝盖及小腿痛。这是怎么回事呢？需要就医吗？

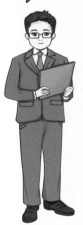

孩子关节疼痛的原因有很多，可能是生长发育过程中的正常现象，也可能是疾病引起的。常见的原因包括以下几种。

（1）生长疼痛：这是儿童最常见的关节疼痛原因，通常发生在晚上，疼痛部位多在膝盖周围和小腿。这种疼痛通常在几天内自然消失，不需要特殊治疗。

（2）髌骨软化症：这是一种常见的儿童骨科疾病，主要表现为膝盖疼痛。这种疼痛通常在活动后加重，休息后减轻。如果孩子有这种症状，建议及时就医。

（3）关节炎：这是一种炎症性疾病，可以引起关节疼痛。如果孩子的关节疼痛持续不减，且伴有红肿、发热等症状，建议及时就医。

那么，面对孩子关节疼痛的问题，家长们应该如何应对呢？以下是一些建议。

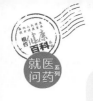

（1）观察症状：家长们应该密切观察孩子的症状，如疼痛的部位、时间、程度等，以便更好地判断孩子的病情。

（2）休息和热敷：如果孩子的关节疼痛是由于过度活动引起的，家长们应该让孩子适当休息，并在疼痛部位进行热敷，以缓解疼痛。

（3）按摩和拉伸：家长们可以尝试对孩子的关节进行按摩和拉伸，以缓解疼痛。但是，这种方法需要在专业人士的指导下进行。

（4）药物治疗：如果孩子的关节疼痛严重影响日常生活，家长们可以在医生的指导下，给孩子使用一些非处方药物，如布洛芬，以缓解疼痛。但是，这种药物不能长期使用。

（5）及时就医：如果孩子的关节疼痛持续不减，且伴有关节部位红肿、发热等，家长们应该及时带孩子去医院就诊。医生会根据孩子的病情，制订合适的治疗方案。

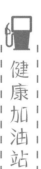

健康加油站

生长痛的特征

生长痛是一种正常的生理现象，多发生在 6~14 岁的孩子中。生长痛主要表现为反复发作的双下肢间歇性疼痛，以小腿、膝关节及其周边部位最为明显。生长痛一般呈间歇性发作，在过度运动或疲劳时也会出现。生长痛的疼痛程度不一，有些难以忍受，有些较为轻微，疼痛时间也不一定。

（徐明玉）

5. 孩子有些**高低肩**，是**脊柱侧弯**吗

高低肩从医学角度来说，是指人体左右两肩从前面或后面观察呈现不对称的现象。它影响到肩胛骨及胸椎各关节的稳定以及肌肉等软组织的生物力学平衡，骨骼受力异常，循环系统和神经系统受到压迫，从而影响健康。

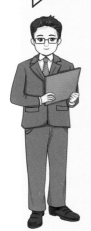

脊柱侧弯是一种常见的儿童骨科疾病，主要表现为脊柱侧向弯曲。这种疾病通常在青春期发病，如果不及时治疗，可能导致脊柱畸形，影响孩子的身高和体型。常见的脊柱侧弯症状包括以下几种。

（1）高低肩：这是脊柱侧弯的早期症状之一，表现为孩子的两侧肩膀高度不一致。

（2）腰部不对称：脊柱侧弯还可能导致孩子的腰部不对称，一侧腰部明显比另一侧高。

（3）身体倾斜：严重的脊柱侧弯可能导致孩子的身体倾斜，如肩膀、臀部或膝盖。

那么，面对孩子有些高低肩，家长们应该如何判断孩子是否为脊柱侧弯呢？

（1）观察症状：家长们应该密切观察孩子的症状，如高低肩、腰部不对称。如果这些症状持续存在，且逐渐加重，可能是脊柱侧弯的表现。

（2）进行体格检查：家长们可以让孩子站立，然后从侧面观察孩子的脊柱是否有弯曲的现象。如果有弯曲的现象，可能是脊柱侧弯的表现。

（3）进行影像学检查：如果家长们怀疑孩子可能患有脊柱侧弯，可以带孩子去医院进行 X 线检查。X 线检查可以清楚地显示孩子脊柱的形态，帮助医生做出准确的诊断。

如果孩子确诊为脊柱侧弯，家长们应该如何处理呢？

（1）早期干预：如果孩子的脊柱侧弯程度较轻，家长们可以在医生的指导下，采取一些早期干预措施，如物理疗法、矫正器等。

（2）手术治疗：如果孩子的脊柱侧弯程度较重，可能需要进行手术治疗。手术可以纠正脊柱的弯曲，防止病情进一步恶化。

（3）家庭护理：在日常生活中，注意孩子的姿势和活动方式。避免孩子长时间保持同一姿势，如看电视、玩手机等。同时，鼓励孩子进行一些有益于脊柱健康的运动，如游泳、瑜伽。

（徐明玉）

二

性发育

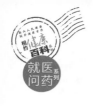

6. 如何判断女孩
乳房的**发育**是否正常

关键词

乳房发育 性早熟

女孩乳房早发育，是性早熟的一种表现。性早熟，顾名思义，就是性发育提前。

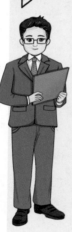

专家说

想要判断女孩乳房发育的时间是否正常，首先要知道什么叫作"早发育"。

对于很多家长来说，发现小女孩乳房增大的那一天似乎总是那么猝不及防：感觉还是小宝宝，怎么突然就发育了呢？这里要介绍一下性早熟的概念。性早熟是指女孩在 7.5 周岁之前出现第二性征，或者在 10 周岁前出现月经初潮；男孩在 9 周岁前出现第二性征。乳房发育，就是女性最常见的第二性征，只有在 7.5 周岁前开始发育，才叫性早熟。目前中国女孩乳房开始发育的中位数年龄在 9.5 岁左右，因此，正常年龄开始发育，无须过度紧张，同时，乳房增大 2 年多后月经才会初潮。

如果真的在 7.5 周岁之前开始乳房发育，也不是都有问题。性早熟一般可分为中枢性性早熟、外周性性早熟和不完全性性早熟 3 种。

中枢性性早熟，就是我们常说的"真性早熟"，它的特征是性发育的控制系统启动。这需要通过医生评估来判断下丘脑 - 垂体 - 性腺轴是否真性启动以及是否需要治疗。

周围性性早熟没有大脑这个"中央指挥部"的命令,一般和外在环境摄入性激素或体内有不正常的性激素"生产地"有关,相对少见,需要专科医师鉴别。

最常见的乳房过早发育属于不完全性性早熟。这种情况只有单纯乳房早发育,不伴有"全民总动员",一般不会出现早初潮,但需要定期观察随访,部分孩子会转成真性性早熟,需要进一步诊治。

此外,除了青春期,女孩在生理情况下还有两个年龄段可能出现乳房增大。第一个是新生儿期,常见于出生后 1 周内,可见乳房肿大,质地稍硬,甚至有少量乳汁溢出,这是母体的雌激素经胎盘进入宝宝体内所致,一般 2 周后自然消退。第二个是婴儿期。性发育的控制系统在婴儿期会小小地活跃一下,似乎是为以后真正的青春期发育"练兵"。因此,部分女婴在没有任何外界因素干扰下,乳房发育增大,这就是我们说的"小青春期",大多发生于 6 月龄以内,也有到 1~2 岁才消退,无须任何治疗。

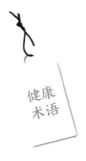

健康术语

下丘脑 - 垂体 - 性腺轴: 是性发育的控制系统。下丘脑和垂体位于大脑中枢,性腺指卵巢(女性)或睾丸(男性)。三者之间通过各种激素传递信号,是调控性发育和人类生殖的主要内分泌系统。

(吴　蔚　傅君芬)

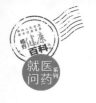

7. 女孩乳房早发育
就要拍"**骨龄片**"吗

　　骨龄，顾名思义就是"骨头的年龄"，比生理年龄更能准确反映孩子生长发育状态的年龄。我们的骨骼在每个生长发育阶段、每个年龄都有一定的形态特点，这些形态特点是身体逐渐成熟的标志，通过Ｘ线将这些特点展现出来，就是我们常说的"骨龄片"。骨龄常被医生用来判断孩子剩余的生长潜力。

专家说　**每个乳房早发育的女孩子都需要拍"骨龄片"吗**

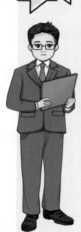

　　其实并不是的。新生儿期、幼儿期的乳房发育多会自行消退，对身高的增长潜力没有明显影响，并且此时小朋友年纪太小，骨龄对预测生长潜力的能力十分有限，所以拍"骨龄片"意义不大。

　　对于婴儿期后至 7 岁半前乳房出现早发育的小女孩来讲，拍"骨龄片"就具有重要的意义。因为乳房早发育是女孩性早熟的表现之一，医生会通过对比小朋友年龄和骨龄的差距、骨龄和身高是否匹配来初步判断是不是"发育指挥部"已经启动的中枢性性早熟。中枢性性早熟的时候，由于"司令部"分泌的各种激素会使骨骼成熟的速度大大加快，骨龄会明显大于生理年龄，虽然此时小朋友的身高可能比同龄的孩子还要高上一头，但是身高增长的速度赶不上骨骼成熟的速度，身高相对于骨龄来说偏矮，而且骨骺过早老化，剩余的生长时间明显缩短，最终导致孩子的终身高受损。

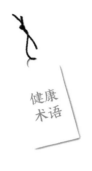

健康术语

骨龄片：在生长发育过程中手部骨骼的数目、形态、大小都会按一定规律变化，通过拍摄X线图像，并和同年龄段、同种族儿童的平均数据进行对比，来获得骨骼的发育程度信息，即骨龄片。

（李玉杰　吴　蔚）

8. 女孩 10 岁以前 **阴道出血**该看什么科

提到女孩子阴道出血，很多家长通常首先会想到：孩子是不是月经初潮了？

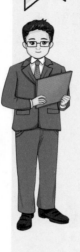

关键词

阴道出血 月经初潮

　　的确，对于青春期的女孩来说，阴道出血最有可能是月经初潮。女孩子如果在10周岁前出现月经初潮，就属于性早熟。过早地月经初潮，对于家长和孩子来说都十分恐慌。一方面，性早熟的孩子受体内性激素的影响，体格增长过早加速，骨骺融合提前，生长周期缩短，致使可能造成终身高低于同龄人。另一方面，女孩身体发育过早，会与周围孩子"不同"，这种差异往往使孩子感到紧张与不安，同时，可能因为年龄小，没有能力处理好月经给生活带来的影响，轻者会给生活带来不便，严重者可能影响孩子的心理健康和学习成绩。需注意的是，有些性早熟是由于某些疾病造成的，例如肿瘤、中枢神经系统损害、McCune-Albright综合征等，家长要引起重视。因此，对于10岁前月经初潮的女童，建议至儿科内分泌科就诊，由具有相应知识储备的医生进行详细评估，必要时予以干预治疗。

　　导致女孩10岁前阴道出血的原因有很多，并非都是性早熟，还包括阴道异物、外伤、炎症、肿瘤、性虐待等。阴道异物近年来并非罕见，以阴道分泌物增多、阴道出血、反复感染、阴道异味等为主要表现，但小朋友往往会隐瞒病史或无法清楚描述，需要进行相关检查才能帮助判断。外伤多见于女童剧烈碰撞或运动后，最常见的受伤类型是骑跨伤，导致阴道口或阴道黏膜、软组织裂伤出血等。炎症所致的阴道出血，多数由于年龄较小、不注意个人卫生，导致外阴阴道炎等，多为伴有分泌物的阴道流血，会有搔抓、疼痛等表现。这类女童建议至小儿妇科就诊，进行相关检查评估。

此外，还有一个特殊人群——新生儿，部分新生儿会在出生后5~7天出现阴道出血，称为"假月经"，为正常的特殊生理状态，家长可不必过度担心。

除阴道出血以外，家长们还需要警惕非阴道的邻近部位出血，需要仔细辨别出血的来源。泌尿道出血，需要到肾内科及泌尿外科就诊；消化道出血，需要到普外科及消化科就诊；外阴局部皮肤损伤，需要到皮肤科就诊。

（赵宁宁　吴　蔚）

9. 如何判断男孩**性发育**是否正常

男孩性发育最初表现是睾丸增大，它也是男孩青春发育的第一信号。

专家说　如何判断男孩性发育是否正常，首先要看发育的时间是否正常。如果在9岁之前启动发育，称为性早熟；如果14岁还没有发育，则称为性发育延迟。

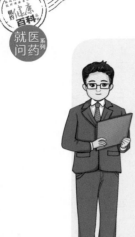

性发育可以通过观察身体变化和相关检查判定。

（1）睾丸大小：睾丸是男孩性发育的第一信号，一般睾丸容积到了 4mL 就认为性发育开始启动。

（2）体毛生长、阴茎增长增粗：男孩在性发育期，身体会分泌大量的雄性激素，这种激素会刺激体毛生长、阴茎增长增粗及阴囊增大，通过观察这些情况，可以初步判断孩子的性发育程度。一般来说，11~12岁时，男孩的外阴部位会长出又短又细的阴毛、阴茎开始变长、变粗，随着年龄增长，阴毛会变得又长又浓密，阴茎也会不断发育。

（3）声音变化：男孩的性发育特征还包括喉结突出以及声音变化，一般来说，12岁左右时男孩颈部的喉结会有比较明显的突出现象，说话声音也会从稚嫩变得低沉。1~2年后，面部会有胡须生长。

除了上面变化以外，医生还会通过哪些检查来评估性男孩的发育情况呢？

（1）骨龄：评估生长发育最有效的一种检查方法就是骨龄检查，如果发生性早熟，体内的性激素过早分泌，会导致骨龄提前。

（2）性激素水平：性发育的启动需要下丘脑 - 垂体 - 性腺轴的激活，因此通过性激素（睾酮）及促性腺激素（黄体生成素和卵泡刺激素）水平的测定，可以直观了解性发育是否已经启动。

（3）影像学检查：超声可以清楚地观察男孩的睾丸、附睾、前列腺等生殖系统器官的发育情况，判断其大小是否符合正常的发育规律。少数男孩的生殖器官可能存在发育畸形，会影响其性发育程度，通过影像学检查可以及时发现问题所在。

了解上述男孩性发育的正常表现，当出现性发育异常、发育延迟或不发育时，可能存在病理性状态，应尽早至儿童内分泌专科就诊。

（杨　浩　吴　蔚）

三

科学运动

10. **肥胖儿童**减肥只要加大**运动量**就可以吗

肥胖是指体内脂肪过多导致体重超过正常范围的状态。通常使用身体质量指数（BMI）来评估一个人的体重是否属于肥胖范畴，BMI 的计算公式是：体重（kg）÷ 身高的平方（m²）。BMI 在 18.5~23.9kg/m² 范围内属正常体重；BMI 在 24~27.9kg/m² 为超重；BMI ≥ 28kg/m² 为肥胖。中国肥胖儿童占比日益增高，如何通过运动来科学减重，已经引起社会广泛关注。

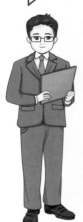

专家说

减肥是指通过饮食调整、运动等方式来消耗身体中储存的过多能量，从而达到降低体重的目的。运动可以帮助消耗多余的热量，增强心肺功能，提高新陈代谢率，促进体重控制，但如不控制摄入，无法形成代谢差，则减肥无效。反之，因为运动消耗大，可促进孩子形成好胃口，易导致暴饮暴食。与增加运动量相辅相成的是饮食习惯和生活方式的调整，建议减少高糖、高脂肪和高盐食物的摄入，增加蔬菜、水果和全谷类食物的比例。

在减肥早期，由于肥胖儿童体重基数过大，贸然提高运动强度容易引发运动损伤，因此在早期，应该以轻运动为主，如慢跑、骑自行车，运动时监测心率，

可把 30% 储备心率作为起始有氧运动强度，逐步增加强度，但不建议超过 59% 储备心率（储备心率＝最大心率－安静心率，最大心率＝207-0.7×年龄）。

饮食减肥和运动减肥并不是互斥的，而是可以结合起来以获得更好的效果，需要根据个人的具体情况来制订个性化的减肥计划。无论采取哪种方式，都应该注重健康和可持续性，避免极端饮食或过度运动对身体造成的负面影响。

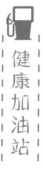

健康加油站

食物热量与运动能量消耗

普通食物的热量和单位时间内的运动能量消耗是减肥过程中需要考虑的重要因素。以下是一些常见食物的热量以及几种常见运动单位时间内的能量消耗。

1. 食物热量

（1）蔬菜：每 100g 蔬菜的热量为 20~50kcal。

（2）水果：每 100g 水果的热量为 30~70kcal。

（3）主食：如米饭、面条、面包，每 100g 主食的热量为 120~200kcal，具体取决于配料和烹饪方式。

（4）脂肪和油：脂肪含有更高的能量密度，每 100g 脂肪的热量约为 900kcal。

2. 运动能量消耗（以下数值仅供参考，具体消耗量随个人体重、运动强度和持续时间等因素而变化）

（1）跑步及游泳：每小时消耗 500~800kcal。

（2）骑自行车：每小时消耗 400~600kcal。

（3）步行：每小时消耗 200~400kcal，具体取决于步行速度和距离。

（张鹏鹏　李昕松）

11. 如何通过康复手段纠正孩子的 O 形腿或 X 形腿

X 形腿和 O 形腿是儿童生长发育过程中常见的两种下肢异常姿势。正常下肢在双脚并拢时，双膝也可互相完全靠拢。O 形腿是指双脚并拢时，双膝之间存有缝隙，膝关节呈现内翻位；X 形腿是指双膝紧贴时，双脚不能完全并拢，膝关节呈现外翻位。X 形腿和 O 形腿均属于下肢生物力线异常的范畴。

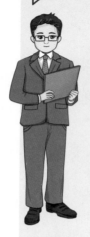

专家说

　　O形腿和X形腿的矫正方法包括康复训练、佩戴矫形支具、手术等。

　　O形腿在2岁以下儿童中是较为常见的生理现象，如果在2岁以后O形腿不能逐步矫正，则需要及时进行康复训练，常用的康复训练方法如下。

　　（1）两脚并拢，两手扶膝做两膝向正前方的下蹲起立运动。

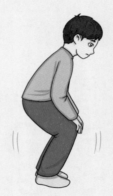

　　（2）双脚分开与肩同宽，双足稍内扣，膝关节内扣做下蹲和起立的动作。

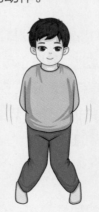

（3）两脚稍分开，弯腰，做两膝向内相靠练习。

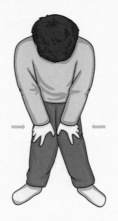

（4）两脚平行站立，先以脚跟为轴，做脚尖外展和内旋运动，再以脚尖为轴，做脚跟外展和内旋运动。

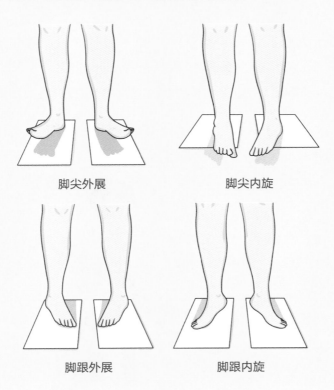

脚尖外展　　　　　　　　脚尖内旋

脚跟外展　　　　　　　　脚跟内旋

（5）坐在椅子上，尽力用小腿夹住书（可由厚换薄），坚持
1分钟以上。

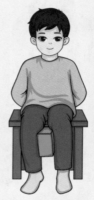

上述为整套训练动作，应成套练习，每天训练2次，每次
训练30~40分钟，感觉疲劳时休息1~2分钟后继续练习。

对于X形腿，在2岁以下儿童中相对少见，大部分见于
3~4岁的正常儿童，随着发育会逐渐矫正，如果7~8岁时仍没
有矫正，则需要及时进行康复训练。常用的康复训练方法如下。

（1）坐在椅子上，两手后撑，足踝处夹一物体（可由厚换
薄），两膝并拢，然后直腿上举至水平，再下落。

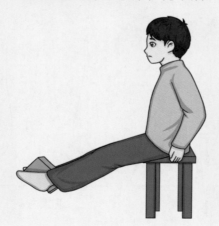

（2）两腿屈膝坐地，膝外开，脚掌相对，两臂弯曲，两手扶在膝关节内侧，用力下压膝关节，至最大限度保持 2 分钟，再还原。

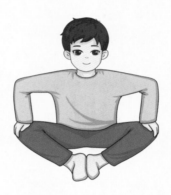

（3）直腿坐，两手体后撑地，两膝间夹一软物（如小皮球），用橡皮筋将踝关节捆住，练习 5 分钟。要求小腿用力夹物体。

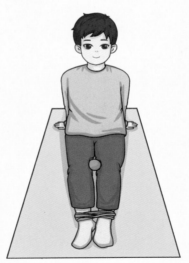

（4）小腿向内侧踢毽子，两腿交替进行，每天练习 10 分钟以上。

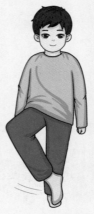

上述也为整套训练动作，同样成套练习，每天训练 2 次，每次训练 30~40 分钟，感觉疲劳时休息 1~2 分钟后继续练习。

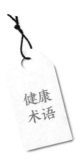

健康术语

下肢生物力线：也可称机械轴，是连接下肢近端和远端关节中心点的直线。机械轴分前后位及侧位，站立前后位（即冠状面）股骨头中心与踝关节中心的连线，便是下肢生物力线，正常应通过膝关节中心，如轴线偏离膝关节中心，则视为异常。

（张鹏鹏　李昕松）

12. 运动中**扭伤踝关节**
需要及时就医吗

踝关节扭伤，就是大家日常所说的"崴脚"，是最高发的运动损伤，约占所有运动损伤的 40%。踝扭伤后，如处理不好，可引起骨以及软骨损伤，牵累膝盖和髋，甚至还需外科手术介入。因此，运动中踝扭伤是否需要及时就医对后期恢复至关重要。

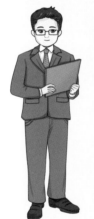

专家说

运动中踝关节扭伤大都是踝关节内翻引起的，即足尖向内过度内翻旋转，同时足外侧着地，内翻应力造成外侧副韧带受到过度牵拉而引起撕裂，并导致踝关节不稳。而根据扭伤程度，大致可以分为 3 度。

Ⅰ度损伤：表现为轻度疼痛，外侧副韧带轻微不完全撕裂，可伴有外踝轻度肿胀，很少出现关节不稳，若出现站立稳定性下降、运动时平衡修正能力下降、踝关节周围肌肉力量下降、踝关节僵硬感等任一表现，均提示有踝关节不稳；

Ⅱ度损伤：表现为中到重度疼痛，伴有肿胀、僵硬和行走困难，部分可见足部瘀斑，外侧副韧带中度不完全撕裂，可伴有部分关节不稳；

Ⅲ度损伤：最为严重，疼痛和肿胀常比较明显，

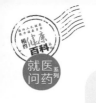

足底常出现明显瘀斑，外侧副韧带完全撕裂，关节出现明显不稳，影响正常活动，部分伴有外踝骨折，甚至踝关节脱位等。

其中，Ⅱ度、Ⅲ度损伤需要及时就医，有可能需要进行手术或石膏固定；Ⅰ度损伤可遵循 PEACE 原则进行处理。

但值得注意的是，对于急性外踝扭伤的患者，不论以手术还是非手术的方式治疗，有 10%~30% 的患者会转变为慢性或习惯性扭伤，运动医学又称之为"慢性踝关节不稳"。持续疼痛、再次扭伤和反复出现踝关节无力酸软都是慢性踝关节不稳的表现，这不但会限制活动，还会增加关节软骨损伤和之后踝关节骨关节炎的风险。

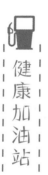

健康加油站

踝关节扭伤的Ⅰ度损伤处理方法

踝关节扭伤的Ⅰ度损伤处理方法可遵循 PEACE 原则进行处理，以消除肿胀疼痛、避免二次损伤。P（protection）——保护，停止或限制运动，防止再受伤；E（elevation）——抬高，患肢部位高于心脏促进组织液流出；A（avoid anti-inflammatory modalities）——尽量避免使用抗炎药物；C（compression）——加压，减少肿胀；E（Education）——教育，减少再次损伤的机率。必要时尽早就医。

（张鹏鹏　李昕松）

13. 儿童做**负重训练**会影响**长高**吗

关键词

负重训练 身高

身高是生长发育的一项重要指标，它的增长有一定的规律性。身高增长包括骨与器官软组织的增长，主要取决于长骨的增长，尤其是下肢骨纵径的增长（也称线性生长）。此外，较迟增长的椎骨，对增进身高的作用也较明显。负重训练是以增加肌肉力量为目的的训练，诸多体育活动中都有以增加肌肉力量为目的的负重训练内容，合理的负重训练有助于增加肌肉力量、骨骼发育和骨骼生长。

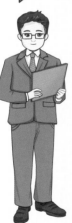

运动对身高发育是有益处的，多项研究结果均证明了这种观点。如有氧运动可间接促使血液循环加速和睡眠质量提高，以加速生长激素分泌；悬垂运动可促进椎骨增长；跳跃运动可通过反作用力和肌肉收缩帮助生长发育。

那么，儿童进行负重训练会影响长高吗？

有研究表明，75 名青少年女子举重队员经过 4 年的举重训练，身高年均增量属正常范围，并未妨碍身高的增长，相反却有积极的促进作用。在先天条件相同的情况下，后天的营养、训练是促进身体发育的重要因素。同时，建议根据青少年的生理心理特征科学地安排训练，力量训练后采用多种形式的放松恢复练习。

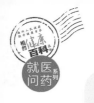

虽然，负重训练并不会影响我们的身高，但不建议 6 岁之前进行过多的负重训练。过大的体育训练强度，不充分的热身准备和放松，会促使伤病的产生，会对儿童的生长发育产生抑制的现象，适当专业的负重训练才会对儿童的生长发育起到一定的积极作用。

从干预研究中已有的运动变量分析后得出：持续一定运动时长与运动周期，中等及以上强度（55%~85% 储备心率，储备心率 = 最大心率 − 安静心率，最大心率 = 207-0.7 × 年龄）的悬垂与伸展、抗阻和负重锻炼、跳跃等均有利于儿童青少年身高增长。

儿童青少年时期恰逢第二个生长发育高峰，该时期合理高效的运动能给机体带来极多益处，身高的发育增长在该时期最为关键，应抓住此机会最大化的实现身高的增长发育。

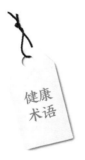

负重训练： 指以增加肌肉强度及体积为目的的运动训练。在训练过程中，使用包括哑铃、杠铃等不同的器械，使不同部位骨骼肌主动收缩（向心收缩或离心收缩）产生抗衡重力的力量，从而使肌肉得到锻炼。

（张鹏鹏　李昕松）

四

健康睡眠

14. 孩子晚上睡觉时
经常**做噩梦**怎么办

关键词

噩梦 睡眠质量

孩子晚上睡觉时做噩梦，是许多家长都会遇到的问题。做噩梦不仅会影响孩子的睡眠质量，还可能对他们的身心健康产生负面影响。那么，当孩子晚上睡觉时经常做噩梦，我们应该怎么办呢？本文将为您提供一些实用的建议。

专家说

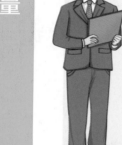

孩子噩梦首先需要了解做噩梦的原因，常见原因包括以下几种。

（1）心理压力和焦虑：孩子在日常生活中可能会面临各种压力和焦虑，如学习、人际关系、家庭环境等。

（2）刺激和创伤：孩子在白天受到过度的刺激，如恐怖的电影、电视节目、游戏等，或在生活中遭受过创伤。

（3）身体不适：孩子的身体不适，包括疼痛、饥饿、口渴等。

（4）睡眠环境不佳：不舒适的睡眠环境也可能导致孩子做噩梦。例如，房间过于嘈杂、光线过亮或过暗等都可能影响孩子的睡眠质量。

针对以上原因，我们可以采取以下措施来应对孩子晚上睡觉时经常做噩梦的问题。

（1）减轻孩子的心理压力和焦虑情绪：关注孩子的情绪变化，与孩子进行有效的沟通，鼓励孩子参加各种放松的活动，帮助孩子缓解紧张情绪。

（2）避免过度刺激：限制孩子观看恐怖的电影、电视节目，避免过度刺激导致晚上做噩梦。

（3）建立良好的睡眠习惯：帮助孩子建立规律的作息时间，确保他们按时入睡和起床。

（4）寻求专业帮助：如果孩子的噩梦问题持续严重，影响日常生活，特别是出现因为噩梦而惧怕睡眠时，建议寻求专业心理咨询或睡眠专家的帮助。

综上，孩子晚上睡觉时经常做噩梦是一个常见的问题，家长不必过于担心。通过了解孩子做噩梦的原因并采取有效的应对措施，可以帮助孩子缓解噩梦问题、提高睡眠质量。同时家长应该关注孩子的身心健康避免因过度焦虑而影响孩子的睡眠质量，如果孩子的噩梦问题持续严重建议及时就医检查排除潜在的健康问题。

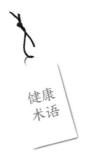

健康
术语

梦魇症： 指患者睡眠中反复出现极度焦虑不安的梦境，经历焦虑、恐惧、愤怒、窘迫、厌恶等不良情绪的体验，导致从睡眠中醒来，常见于最后的一个睡眠周期 - 快速眼动睡眠期（REM）。醒后意识清醒，可以回忆、复述做梦的内容。患者可能因焦虑、恐惧、害怕再次出现类似梦境而难以再次入睡。

（黄　胜　孙　丹）

15. 为什么孩子**睡觉**时 总爱**出汗**

在许多家庭中，孩子在睡觉时出汗是一个普遍的现象。很多家长会因此而感到担忧，担心孩子是否出现健康问题。

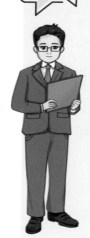

导致孩子睡觉出汗的因素主要包括以下 3 个方面。

（1）生理性因素：儿童的汗腺比成人更为发达，因此他们的出汗量相对较多。此外，儿童的神经系统尚未完全发育，对体温的调节能力较弱，这也是导致他们容易出汗的原因之一。

（2）环境因素：儿童睡眠环境过热、衣物过厚或被子过厚等因素都可能导致孩子出汗。此外，如果孩子睡前进行剧烈运动或情绪激动，也可能导致他们在睡眠中出汗。

（3）疾病因素：某些疾病也可能导致儿童在睡眠中出汗，如佝偻病、结核病等。这些疾病会影响孩子的身体健康，导致他们在睡眠中出汗。

儿童睡觉时出汗是一个常见的问题，大多数情况下是生理性原因导致的。家长不必过于担心，可以通过调整睡眠环境、适当运动和饮食调节等方法来减少孩子出汗的可能性。但如果孩子在睡眠中持续大量出汗，且伴随消瘦、发热、烦躁等其他症状，应及时就医检查，排除潜在的疾病因素。

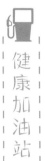

健康加油站

儿童睡觉出汗的应对方法

针对儿童睡眠中多汗，可以采取以下措施。

（1）保持适宜的睡眠环境：家长应确保孩子睡眠环境舒适，室温适宜，避免过热。同时，孩子的衣物和被子也不应过厚，以减少出汗的可能性。

（2）睡前适当运动：孩子睡前进行适当的运动有助于消耗体力，减少睡眠中的出汗。但应注意不要让孩子进行过于剧烈的运动，以免影响睡眠质量。

（3）饮食调节：孩子的饮食应避免过于辛辣、刺激性食物，以清淡、易消化为主。同时，家长可以让孩子多喝温开水，补充体内水分。

（4）药物治疗：如果孩子因疾病导致在睡眠中出汗，应在医生指导下进行药物治疗。同时，家长应密切关注孩子的病情变化，及时调整治疗方案。

（黄　胜　肖　晗）

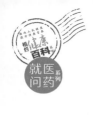

16. 孩子晚上
不肯睡觉怎么办

　　睡眠障碍在儿童期十分常见，常表现为入睡困难、睡眠不足、异常睡眠、发作性睡病、睡眠呼吸暂停综合征、不宁腿综合征等多种形式。良好的睡眠在儿童成长过程中起着重要作用，对体格生长、大脑发育及人格成熟至关重要。

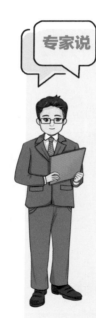

专家说

　　睡眠障碍的病因多而复杂，环境因素、遗传因素、生化因素、就寝习惯、社会心理因素、某些躯体疾病、不良的睡眠环境等。儿童时期的入睡困难是常常困扰家长的睡眠问题，睡眠障碍不仅直接影响儿童的生长及大脑发育，而且还会影响儿童的情绪、行为、学习及认知等。那么，我们该如何改善这种情况呢？

　　儿童入睡困难常常采用综合行为治疗。首先要营造温馨的睡眠环境，由于人造光和电子产品与生活联系得越来越紧密，这些光照可抑制人体褪黑素的分泌，使机体昼夜节律受到干扰，从而影响睡眠，所以需要营造温馨的睡眠环境，就寝时卧室避免强光，可开盏小夜灯，待孩子睡着后应熄灯，不宜在卧室放置电视、电话、电脑及游戏机等电子设备，同时卧室保持空气清新、温度适宜舒适。再者需要培养孩子良好的睡眠习惯、规律孩子的睡眠作息，每天应当固定就寝时间，一般不应晚于夜间 9 点，但也不提倡过早上床而使得睡前活动时间过长，睡前可安排一些固定有序的睡前活动，如听音乐、讲故事等，活动内容应每天保持一致，时间应当控制在 20 分钟以内，在活动结束时尽量保持儿童处于较安静状态。另外家长的鼓励、安慰在儿童的睡眠过程中作用不容忽视，父母在儿童抗拒上床时应耐心安抚、多给予语言鼓励等，在睡前活动结束后必要时父母可给予短暂的陪伴入睡。此外，适度的身体活动、适量补充维生素 D 及铁元素也对解决儿童睡眠问题有积极作用。

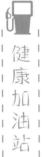
健康加油站

睡眠是一种伴有意识丧失对外界刺激反应性降低的可逆性自然状态，健康睡眠是一种多维的睡眠 - 觉醒模式，健康的睡眠相关行为是指规律的睡眠时间安排、一致的就寝时间和就寝程序、恰当的睡前行为和亲子互动，避免影响睡眠的咖啡因摄入、电子产品使用等。

（黄丽娟　肖　晗）

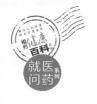

17. 孩子很大了却依旧要求和家长**一起睡**怎么办

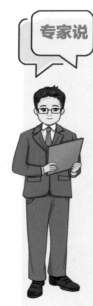

睡眠在儿童的发育过程中起重要作用，良好的睡眠习惯能提高儿童睡眠质量，从而促进儿童身体和智力的发育以及心理行为的健康。长期与父母同房或同床睡眠的儿童更加依恋家人的陪伴，缺乏独自睡眠的能力，这可能造成了儿童对黑暗及陌生环境的适应能力下降，从而容易产生焦虑情绪，不利于良好睡眠习惯的养成，同时过度的焦虑将不利于健康的心理状态的形成。

专家说

学龄前期是儿童自主性探索行为的暴发期，也是引导儿童建立良好行为的关键时期。有研究结果显示，婴儿期喂夜奶、与父母同床、安慰奶嘴等均易引起夜醒，这种依赖性往往不利于儿童养成良好的睡眠习惯，从而影响睡眠质量。因此家长应重视从婴幼儿期到儿童期良好睡眠习惯的养成，以免影响儿童的身心健康。

对于那些逐渐长大了却依旧要求和家长一起睡的孩子，家长应当注重培养孩子的独自睡眠能力。家长可通过在父母房间安置小床、过渡到独自小床入睡的方式帮助孩子适应。父母可以在孩子瞌睡但又未睡着时将孩子单独放置小床睡眠，不宜对孩子进行摇睡或搂睡。孩子逐步适应后，可让孩子单独一个房间睡眠。初始独自睡眠的孩子很可能会有害怕、恐惧、焦虑等情绪，除了入睡前父母可以陪伴进行睡前活动之外，还可允许孩子抱自己喜欢的布偶等安慰物入睡，还可以将床上用品布置成孩子喜欢的颜色或图案。部分孩子在独自睡眠时可能出现睡眠中的哭闹、惊醒等情况，在孩子出现哭闹、惊醒时父母可以先耐心等待几分钟，再进房间在其身边安抚 1~2 分钟后离开，孩子再次哭闹时重新等候，并逐步延长等候时间。在孩子抗拒、哭诉、害怕时父母应多倾听、接纳、理解孩子的想法，在孩子哭闹不休时，应避免过度控制或粗暴的行为。此外，在日常生活活动中应避免观看一些过度刺激、恐惧电视、视频等影像，同时还应避免参与过度惊险的娱乐活动。父母良好的家庭教养方式能帮助孩子养成独自睡眠的习惯，提高睡眠质量，有助于儿童身心的健康发展。

（黄丽娟　孙　丹）

第二章

膳食营养

一

膳食素养

1. 感觉孩子吃的**营养不吸收**怎么办

合理膳食对儿童的健康成长至关重要，为儿童提供生长所需的营养素，如蛋白质、维生素、矿物质等，有助于促进儿童的生长发育，提升儿童的智力水平，培养儿童的良好饮食习惯，预防营养不良和肥胖等营养问题。同时，合理的营养摄入也可以提高儿童的免疫力，增强抵抗力，减少疾病的发生。

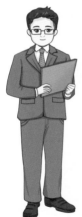

在孩子成长过程中，营养吸收问题一直是家长关注的焦点。那么，当孩子对摄入的营养吸收不良时，我们应该如何应对呢？

（1）要了解孩子的营养需求：不同年龄段的孩子对各种营养素的需求是不同的。家长应该根据孩子的年龄、体重、身高以及活动量等，制定合理的饮食计划，确保孩子获得足够的蛋白质、脂肪、碳水化合物、维生素和矿物质等营养素。食物种类应多样化，包括蔬菜、水果、全谷类、瘦肉、鸡蛋、豆类等。同时，也要注意避免过度喂养或过度限制饮食。

（2）要注意食物的搭配与烹饪方式：合理的食物

合理膳食 吸收不良

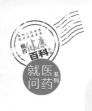

搭配可以促进营养素的吸收。家长在给孩子准备食物时，要注意荤素搭配、粗细搭配，减少糖分、加工食品和高脂肪食物的摄入，避免偏食或挑食。同时，烹饪方式也很重要。适当的烹饪方式可以最大程度保留食物中的营养成分，促进营养素的吸收。日常推荐采用健康的烹饪方式，如蒸、煮、炖等，避免煎、炸、烤以及过度烹煮。

（3）要关注孩子的消化系统健康和饮食安全：如果孩子的消化系统出现问题，如消化道疾病、胃酸过多或过少、消化酶缺乏、肠道菌群失衡等，都可能导致吸收不良。当孩子出现腹泻、便秘、胃痛等消化系统问题时，应及时就医并遵循医生的建议进行治疗和护理。日常保持良好的饮食卫生有助于预防肠道感染和疾病，从而改善吸收不良问题。

（4）要注意孩子的心理状态：心理压力、焦虑等情绪因素也会影响孩子的消化吸收功能。家长要关注孩子的情绪变化，避免给孩子过度的压力和焦虑情绪的影响。

（5）定期进行体检：通过定期的体检，可以了解孩子的营养状况和健康状况，及时发现并解决潜在的健康问题。

（李小芹　李永春）

2. 孩子**早餐**不爱喝牛奶、吃鸡蛋怎么办

早餐作为一天中的第一餐，为我们身体提供足够的能量和营养素，占全天总量的 25%~30%。儿童的活动量较大，学习、运动等都会消耗大量的能量，需要及时补充。儿童早餐的质量直接影响着孩子的健康和成长。为了确保孩子获得足够的营养，父母应该注意早餐的搭配和营养的均衡，让孩子吃好早餐。

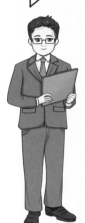

早餐是儿童一天中最重要的一餐。经过一夜的休息，早上是孩子能量需求相对较大的时候，一顿营养均衡的早餐可以满足他们身体活动的能量需要，使他们在一天中都能保持活力。同时，早餐还有助于培养孩子良好的饮食习惯和生活方式。规律的早餐习惯有助于孩子形成健康的饮食模式，从而影响他们的整体健康状况。

早餐是儿童补充蛋白质和其他营养素的重要时机。优质蛋白质是孩子身体和大脑发育的基石。早餐中的牛奶、鸡蛋等食物，都是优质蛋白质的良好来源。同时，早餐也是补充维生素和矿物质的良好机会，新鲜的水果和蔬菜可以提供丰富的维生素和矿物质。

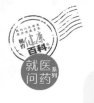

  如果孩子早餐不爱吃牛奶、鸡蛋，家长可以关注以下几点。

  首先，需要了解孩子为什么不喜欢牛奶和鸡蛋。可能是味道不合，或者是烹饪方式不够吸引他们。可以考虑换一种口味的牛奶，或者将牛奶与其他食物混合，如燕麦、坚果等，增加口感和营养。对于鸡蛋，可以尝试不同的烹饪方式，如煮蛋、煎蛋、蛋羹等，或者将鸡蛋与其他食材搭配，如蔬菜、火腿等。

  其次，可以尝试引导孩子了解牛奶和鸡蛋的营养价值，牛奶营养成分最全面，易于吸收，还能提高人体免疫力，鸡蛋富含生命所需的一切营养成分和活性物质。告诉他们这些食物对他们的成长和健康有多么重要，让他们明白营养均衡的重要性。同时，鼓励他们尝试一小口，慢慢适应，并根据他们的口味和喜好对食材的性状和烹饪方式进行调整。

  最后，如果孩子仍然不喜欢牛奶和鸡蛋，或者因为食物过敏，不宜进食牛奶和鸡蛋时，父母可以考虑其他富含蛋白质和营养的食物来代替。例如，豆腐、瘦肉、全麦面包等都是不错的选择。让孩子选择自己喜欢的食物，同时保证营养均衡。

（李小芹　李永春）

3. 孩子**喜欢吃零食**怎么办

零食是指一日三餐时间之外吃的所有食物和饮料，不包括水，绝大多数孩子都喜欢吃些零食。健康的零食可以帮助孩子补充能量、满足口欲，而不健康的零食则可能对孩子的身体产生负面影响。因此，合理选择零食对儿童的健康成长至关重要。

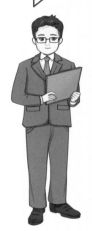

在日常生活中，常见的零食主要包括各类膨化类食品、焙烤类食品、坚果、糖果、糕点、水果、饮料等。由于这类食物口感丰富、口味多样、包装艳丽，对儿童的吸引力往往胜过一日三餐。对于零食的态度，家长们往往持有不同的观点，有些家长把零食归于不良习惯，一点儿也不给孩子吃，有些家长却认为无所谓，孩子要吃什么就给什么，这些都不是正常的态度，都不利于孩子的健康成长。

其实，科学合理选择零食对孩子是有益的。如果孩子喜欢吃零食，可以参考以下几点进行合理选择。

（1）关注营养价值：选择富含蛋白质、维生素和矿物质的零食，如新鲜水果、蔬菜、全谷类食品和乳制品。这些零食能提供孩子生长发育所需的营养。

（2）控制盐、糖、脂肪含量：尽量选择低糖、低盐、低脂肪的零食，避免选择含有大量添加剂、色素

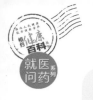

和高热量的食品。过量摄入糖和脂肪对孩子的健康不利。

（3）查看食品标签：学会阅读食品的营养成分标签和食品配料表，了解食品的营养成分和配料情况，以便做出更明智的选择。

（4）控制食用量：尽管某些零食可能较为健康，但过量食用仍可能对孩子产生不良影响。控制孩子的零食摄入量，特别是在饭前，以防止影响正餐。零食提供的能量不要超过每日总能量的 10%。

（5）鼓励孩子参与选择：让孩子参与零食的选择过程，教导他们识别食品的营养成分和配料，这样不仅能增加他们对健康饮食的认识，还能培养他们的决策能力。

（6）注意食品安全：确保购买的零食未过期，并注意储存方式，避免食品污染和变质。

此外，家长还应该注意孩子的饮食平衡。正餐是孩子获得营养的主要来源，而零食只是补充。因此，家长应该让孩子在正餐时吃饱吃好，不要让孩子以零食代替正餐。同时，也要注意让孩子多喝水，减少对含糖饮料的摄入。

家长需要关注和引导孩子选择健康的零食。同时，也要注意自己的榜样作用，合理摄入零食，为孩子树立一个好榜样。

（李小芹　李永春）

4. 可以通过**膳食**增强孩子的**免疫力**吗

免疫系统是人体抵御感染的重要防线，也是人体在感染后决定身体恢复进程的重要因素。人体免疫系统正常发挥作用需要有足够的物质支持，即人们在日常生活中需要摄入足量且比例恰当的营养素来维持免疫系统的正常运作。在膳食中任何一种营养素摄入不足或过量都会对人体免疫系统造成直接或间接的影响。

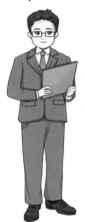

儿童膳食营养与免疫力之间存在密切的关系。儿童的免疫系统尚未完全发育，合理的膳食营养摄入可以为儿童的免疫系统提供必要的支持，从而增强其对疾病的抵抗力。

多样化的膳食是保证儿童获得丰富营养的关键。儿童的成长需要各种营养素，包括蛋白质、维生素、矿物质、脂肪等。其中，蛋白质是构成免疫系统的重要物质，对于免疫细胞和抗体的生成至关重要，建议让孩子多吃鱼、肉、蛋、豆类等富含蛋白质的食物。

维生素 A 参与调节免疫细胞的活性和免疫应答，维持黏膜屏障的完整性，促进免疫细胞的功能，并提高抗体产生的效率。维生素 D 则可以促进免疫细胞的发育和功能，调节炎症反应。维生素 C、维生素 E 等

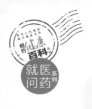

抗氧化维生素，可以帮助身体抵抗自由基的损害，维持免疫细胞的健康。因此，维生素在免疫系统中也起着重要的调节作用，建议让孩子多吃水果、蔬菜等富含维生素的食物。

一些矿物质如锌，是许多酶的活性成分，能提高身体的免疫力。铁、铜等矿物质也具有免疫调节作用，能增加中性白细胞和吞噬细胞的吞噬功能，进而帮助增强抗病毒感染能力。因此，建议让孩子多吃富含矿物质的食物，如贝类、豆类、海带、紫菜及坚果等。

此外，膳食纤维也是维持肠道健康的重要因素，它有助于促进益生菌的生长，可进一步调节免疫系统的平衡和功能。

值得注意的是，虽然维生素和矿物质对提升免疫力有益，但过量的摄入也可能对身体造成伤害，除了膳食营养的摄入，维持适当的能量平衡也是关键，儿童需要适量的能量来支持生长和免疫功能。摄入过量或不足都可能对免疫力产生负面影响。同时，保持充足的水分摄入有助于维持免疫细胞的功能和黏膜的湿润。控制糖分摄入也是必要的，过多的糖分摄入可能削弱免疫细胞的功能。

（李小芹　李永春）

营养需求

5. 觉得孩子**营养不良**
要看什么科

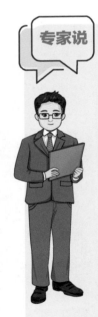

当今社会中，儿童营养不良仍然是一个普遍存在的问题，营养不良不仅影响儿童的身体健康，还会影响他们的智力发育和社会适应能力。营养不良主要分为 3 种类型，即热量摄入不足导致的消瘦型营养不良、蛋白质摄入不足或排出、消耗过多导致的水肿型营养不良和混合型营养不良。此外，还有一些其他形式的营养不良，如微量营养素缺乏导致的隐形饥饿、超重或肥胖等。解决儿童营养不良问题需要全社会的共同努力。

专家说

营养不良是指孩子摄入的营养不足或者不均衡，导致身体发育受到影响。孩子营养不良时，可能会出现体重过轻、身高发育迟缓、免疫力下降等问题。如果孩子长期处于营养不良的状态，还可能影响智力发育和心理健康。

预防和治疗营养不良，首先需要家长的关注和细心观察。家长应密切关注孩子的体重、身高、皮肤、头发等状况，以及食欲、活动能力等表现。如果孩子出现消瘦、体重下降、皮肤干燥、头发枯黄、食欲不振、活动能力减弱等症状，应及时带孩子到儿童专科医院或综合性医院的儿科就诊，首诊科室选择临床营养科或儿童消化科。

就医过程中，营养评估是一个非常重要的环节。营养评估是对儿童目前的营养状况进行全面、客观的评价，以确定是否存在营养不良或潜在的营养问题。在营养评估中，医生通常会进行详细的病史询问，如了解孩子的饮食习惯、食欲、食物种类、烹饪方式和家庭经济状况等，以及细致的体格检查，如孩子的身高、体重、皮下脂肪厚度等指标。同时，医生也会考虑儿童是否存在消化吸收不良、慢性疾病或心理问题，这些因素都可能影响儿童的营养状况。

医生还可能要求进行实验室检查，如血液、尿液检查等，以了解儿童体内各种营养素的水平和代谢情况。这些检查结果可以帮助医生更准确地评估儿童的营养状况。

在治疗过程中，营养师或营养医师会根据营养评估的结果制定个性化的营养补充方案，包括提供营养补充剂、调整饮食结构、提供营养教育和膳食指导等。家长也应按照医生的建议定期带孩子到医院复查，以便及时了解孩子的营养恢复情况，动态调整治疗方案。

（李小芹　李永春）

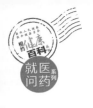
6. 孩子 2 岁以后还需要
补充维生素 A 吗

关键词

维生素A 营养补充剂

维生素 A 是一种脂溶性维生素，在人体内具有多种功能，包括维护视力、促进生长和发育、维持免疫系统正常运作等。维生素 A 有两种形式：视黄醇和胡萝卜素。视黄醇主要存在于动物性食物中，如肝脏、鱼肉和乳制品等；胡萝卜素则主要存在于植物性食物中，如胡萝卜、南瓜和菠菜等。在儿童期，维生素 A 的缺乏可能导致生长迟缓、贫血、免疫力下降、夜盲症等一系列健康问题。

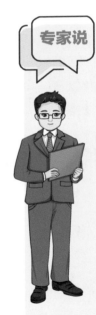

专家说

基于最新的中国居民营养与健康状况监测结果显示：我国儿童维生素 A 营养状况已经得到明显改善，缺乏发生率处于相对较低水平；但边缘缺乏率仍处于较高水平，是目前 5 岁以下儿童中最主要的维生素 A 缺乏形式。中华预防医学会儿童保健分会提出为预防维生素 A 缺乏，婴儿出生后 1 周内应开始补充维生素 A，0~1 岁每日 1 500IU，1~18 岁每日 1 500~2 000IU。

随着孩子年龄的增长，其饮食结构逐渐多样化，接触到的富含维生素 A 的食物也逐渐增多。维生素 A 的膳食来源有两类：一类是含量丰富、利用效率高的动物性食物，如动物肝脏、蛋黄、鱼肝油、全脂奶及制品等，可以提供直接利用的视黄醇；还有一类是蔬菜和水果，如胡萝卜、菠菜、南瓜及芒果等，其所含有的胡萝卜素类物质在消化吸收过程中可以部分被转化为视黄醇，但转化效率一般都比较低。

若要长期改善儿童维生素 A 缺乏的状态，膳食营养平衡至关重要。如果孩子的饮食中缺乏维生素 A 的摄入，或者存在挑食、偏食等不良饮食习惯，建议家长咨询医生或营养师，为孩子选择合适的维生素 A 补充方式。

理想的维生素 A 补充方式是采用每日生理剂量的补充，除了上文提到的每日服用补充剂、提高饮食多样性，还可以通过以下方式补充：①食用维生素 A 强化食物或调味品，如维生素 A 强化饼干；②服用辅助营养补充剂，如微量营养素粉、营养包等。

值得注意的是，过量摄入维生素 A 也可能对孩子健康造成负面影响。长期大量摄入维生素 A 可能导致中毒，出现恶心、呕吐、头痛、腹泻等症状。因此，在补充维生素 A 时，一定要遵循适量原则，根据医生或营养师的建议进行科学补充。

（李小芹　李永春）

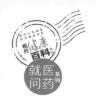

7. 发育期女生
需要特别补充营养吗

关键词

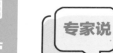

发育期　营养补充

女生的身体在青春期会经历一系列显著的变化，包括骨骼、肌肉、内脏器官、生殖器官等，都在不断生长和成熟，是身体发育的关键时期。这一时期，身体的各项生理功能逐渐完善，对营养的需求也相应增加。了解和关注女生发育期的身体特点和营养需求，有助于家长和青少年更好地照顾身体健康。

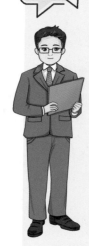

专家说

进入青春期后，青少年需要大量营养和热量来支持身体的生长和发育，处于发育期的女生更需要特别注意营养的补充。这一阶段的营养补充对于女生的身体健康和未来的生育能力都有重要影响。以下是一些需要关注的营养补充建议。

1. 增加蛋白质摄入　蛋白质是身体细胞的重要组成部分，对于生长发育至关重要。女生应保证每天摄入适量的肉类、蛋类、豆类等富含蛋白质的食物。

2. 保证钙和维生素 D 的摄入　钙是构成骨骼的主要矿物质，而维生素 D 有助于钙的吸收。女生应多食用富含钙和维生素 D 的食物，如鱼肝油、蛋黄、牛奶等。此外，多晒太阳也有助于体内合成维生素 D。

3. 增加铁的摄入　铁质是血液中的重要成分之一，对于女性的生理功能和生长发育具有重要作用。特别是月经期的女性，需要更多的铁来补充流失的血液，预防贫血的发生。富含铁的食物包括肉类、鱼类、豆类等。如果需要额外的铁，可以咨询医生或营养师的建议。

　　4. 保持均衡饮食　在发育期，女生需要各种营养素的均衡摄入。应该保证摄入足够的蔬菜、水果、全谷类食物、蛋白质和脂肪等，以支持身体的生长和发育。同时，避免过度摄入高糖、高脂肪和高盐的食物，以保持健康的饮食习惯。

　　需要注意的是，每个人的营养需求是不同的，因此在进行营养补充前最好先咨询医生或营养师的建议。此外，补充营养的最佳方式是通过饮食来摄取，如果无法通过饮食来满足营养需求，再考虑使用营养补充剂。

　　同时，家长和学校需要加强对发育期女生营养知识的教育，让她们了解哪些食物富含上述的营养素，如何合理搭配饮食，以及在必要时如何补充营养补充剂。此外，定期进行体检也是很有必要的，可以及时发现并解决营养不良的问题。

（李小芹　李永春）

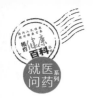

8. 如何判断孩子是否**缺乏维生素**

维生素在人体中发挥着许多重要的生理功能，包括促进新陈代谢、维持正常的免疫功能、维持骨骼健康、维持正常的视觉功能等。如果缺乏足够的维生素，可能会导致各种健康问题。对于儿童来说，维生素的摄入尤为重要，因为他们的身体正在快速生长，需要大量的营养素来支持其正常的生理功能。

专家说

维生素是维持人体正常生理功能所必需的营养物质，对于成长中的孩子，维生素的摄入更是影响其生长发育的关键因素。但很多时候，孩子可能因为种种原因，如挑食、饮食不均衡等，导致维生素的缺乏。作为家长，如何判断孩子是否缺乏维生素，是一个值得关注的问题。

首先，需要了解维生素缺乏的一些常见症状。如果孩子缺乏维生素 A，可能导致夜盲症、干眼症、角膜溃疡等问题，对视力发育造成不良影响。如果孩子缺乏维生素 D，可能会导致骨骼发育不良、佝偻病和软骨病等问题。长期缺乏维生素 C 的孩子，可能会出现牙龈出血、皮肤损伤等问题。孩子缺乏维生素 B_1 可能导致神经系统问题，如头痛、失眠、注意力不集中等。而维生素 B$_2$ 的缺乏则可能引起口腔溃疡、口角炎等问题。

除了这些特定的症状外，还有一些非特异性的表现可以帮助判断。例如，孩子长期食欲不振、体重不增、抵抗力下降、反复感染等，这些都可能是维生素缺乏的信号。

当然，最准确的方法还是通过医学检查来判断。可以带孩子到医院进行血液维生素浓度的检测，或者进行维生素储备的评估。医生会根据检测结果，结合孩子的临床表现，给出最准确的诊断。

为了预防维生素缺乏，家长应确保孩子饮食均衡，增加富含各类维生素的食物的摄入量。例如，多吃新鲜蔬菜和水果，提供充足的维生素 C；增加全谷类食物的摄入，提供充足的维生素 B 族；适当摄入动物肝脏、蛋黄等食物，提供充足的维生素 A 和维生素 D。

如果孩子无法通过饮食获得足够的维生素，可以考虑在医生或营养师的指导下适当补充维生素制剂。但需要注意，补充维生素制剂不能代替正常的饮食，且过量摄入维生素也可能对身体造成负面影响。

此外，定期带孩子进行体检也是很好的预防措施。通过体检，我们可以及时发现孩子是否存在维生素缺乏的问题，并采取相应的措施进行干预。

（李小芹　李永春）

9. 学龄儿童需要天天**补钙**和**维生素 D** 吗

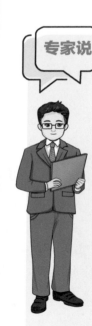

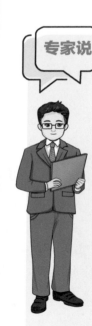

关键词

学龄儿童 补钙 维生素 D

钙是构成骨骼、牙齿的重要成分，处于生长发育期的学龄儿童往往比成年人需要更多的钙；维生素 D 是维持血钙水平的稳定、钙在骨骼的沉积及骨骼的正常矿化过程中的重要维生素，也对肌肉收缩、神经传导以及维持细胞基本功能等有重要作用。如果摄入不足，学龄期儿童可能会引起生长迟缓、骨结构异常、骨钙化不良等问题，甚至还可能影响到成年后的骨骼健康。

专家说

儿童处于学龄期，其营养需求与成人有所不同。学龄儿童的饮食结构相对简单，但他们的身体发育速度较快，对钙和维生素 D 的需求量相对较高。此外，学龄儿童的活动量较大，对钙和维生素 D 的消耗也相对较多。而充足的钙和维生素 D 有助于维持正常的骨密度和骨形态，预防骨折和骨骼畸形等问题的发生。同时，钙和维生素 D 也对儿童的神经系统、免疫系统和心血管系统等方面具有重要作用。因此，补钙和维生素 D 对于学龄儿童的健康成长非常重要。

对于大部分学龄儿童来说，如果户外活动充分，同时饮食均衡，经常摄入富含钙和维生素 D 的食物，如牛奶、酸奶、豆腐、蛋黄及绿叶蔬菜等，那么通过日常饮食可能已经满足了身体对这些营养素的需求。此时，并不需要额外补充钙和维生素 D。

如果孩子已经出现缺钙或维生素 D 缺乏的症状，或者孩子存在挑食、偏食等不良饮食习惯，以致他们的饮食中缺乏这些营养素，亦或者由于地理位置、日照时间等原因导致维生素 D 合成不足，就需要考虑补充钙和维生素 D。

维生素 D 主要在体内合成，可在紫外线作用下由皮肤中 7-脱氢胆固醇转化而成，因此，适当的阳光照射可以帮助人体合成维生素 D。在天气晴朗的日子里，家长应该鼓励孩子积极参加户外活动，让孩子在上午 10 点前和下午 3 点后晒太阳，但要避免阳光直射及过度暴露而造成皮肤损伤。

如果孩子无法通过饮食及户外活动获得足够的钙和维生素 D，家长可以根据医生或营养师的建议适当为孩子补充钙和维生素 D。需要注意的是，虽然钙和维生素 D 是人体必需的营养素，但过量服用也会对身体造成负面影响。

（李小芹　李永春）

钙和维生素 D 怎么补

科学补充

10. 孩子**抵抗力差**补充**维生素 C**可以吗

维生素 C 是一种水溶性维生素，它参与了许多生物化学反应，包括抗氧化、促进胶原蛋白的合成、提高免疫力等。

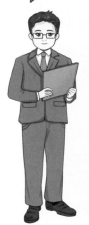

维生素 C 对于提高孩子的免疫力有着重要的作用。它可以增强白细胞的功能，帮助身体抵抗病毒和细菌的侵害。此外，维生素 C 还可以促进铁的吸收，预防贫血，这对于孩子的生长发育也是非常重要的。

然而，需要注意的是，维生素 C 不能过量补充。即使维生素 C 是水溶性的，过量的维生素 C 也会增加孩子的肾脏负担，可能会引发腹泻、恶心、呕吐等症状。

根据美国国家科学院的研究，1~3 岁的孩子每天需要摄入 40mg 的维生素 C，4~8 岁的孩子每天需要摄入 50mg，9~13 岁的孩子每天需要摄入 65mg。这些数据是基于食物中的维生素 C 含量计算的，如果孩子的饮食中已经包含足够的维生素 C，那么就不需要额外补充。

家长们应该鼓励孩子多吃新鲜的水果和蔬菜，如

柑橘类水果、草莓、猕猴桃、西红柿、青椒等。这些食物不仅含有丰富的维生素 C，还含有其他有益于健康的营养素。

同时，还需要注意食物搭配。家长们在给孩子补充维生素 C 的同时，也要注意食物的搭配。例如，柑橘类水果中的柠檬酸会破坏维生素 C 的结构，因此，柑橘类水果最好和其他食物一起食用。

除了补充维生素 C，家长们还应该注意培养孩子健康的生活方式。例如，保证孩子充足的睡眠，鼓励孩子进行适量的运动，避免孩子过度依赖电子产品等。

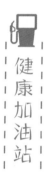

健康加油站

维生素 C 是一种水溶性维生素。它是一种人体不可或缺的营养物质，在人体内发挥着重要的作用。主要功能包括：①维生素 C 可以增强免疫系统的功能，促进抗体的形成，从而增强身体对疾病的抵抗力；②维生素 C 可以促进氨基酸中酪氨酸和色氨酸的代谢，延长机体的寿命，增强机体对外界环境的抗应激能力和免疫力；③维生素 C 可以改善铁、钙和叶酸的利用，改善脂肪和类脂，特别是胆固醇的代谢，预防心血管病。

（徐明玉）

11. 孩子**胃口不好**怎么办

胃口不好是指一个人对食物的兴趣和欲望降低，导致食欲减退。这可能是由于多种原因引起的，如生理原因（如疾病、药物副作用等）、心理原因（如情绪低落、压力过大等）或环境原因（如饮食习惯不良、生活节奏过快等）。胃口不好可能会导致体重下降、营养不良等问题，严重时甚至会影响到个人的生活质量和健康状况。

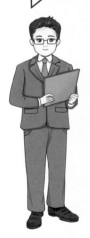

首先，我们需要了解，孩子的胃口不好可能是由于多种原因引起的，如生长发育、疾病、情绪等。常见的影响因素主要包括以下几种。

（1）生长发育：随着孩子的生长发育，他们的食欲会有所变化。有时候，孩子可能会因为生长发育的需要，而暂时对某些食物失去兴趣。

（2）疾病：某些疾病，如感冒、肠胃炎等，可能会影响孩子的食欲。

（3）情绪：孩子的情绪也会影响他们的食欲。例如，如果孩子心情不好，可能会对食物失去兴趣。

那么，面对孩子胃口不好的问题，家长们应该如何应对呢？

（1）调整孩子的饮食结构：家长们应该根据孩子

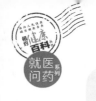

的口味和营养需求，调整饮食结构。例如，如果孩子不喜欢吃蔬菜，可以尝试用不同的烹饪方法，或者将蔬菜混入他们喜欢的食物中。

（2）创造良好的饮食环境：家长们应该创造一个愉快的饮食环境，避免在餐桌上批评孩子。同时，家长们也应该避免强迫孩子吃东西，这可能会让孩子对食物产生厌恶感。

（3）鼓励孩子参与烹饪：家长们可以鼓励孩子参与烹饪，让他们对食物有更多的了解和兴趣。例如，可以让孩子帮忙洗菜、切菜等。

（4）适当补充营养品：如果孩子的食欲持续不振，家长们可以在医生的指导下，适当给孩子补充一些营养品。但是，这并不能替代正常的饮食，家长们仍然需要保证孩子的饮食均衡。

（5）适时寻求专业帮助：如果孩子的食欲问题持续存在，影响了孩子的生长发育，家长们应该及时寻求专业的医疗帮助。医生会根据孩子的具体情况，制定合适的治疗方案。

总体来说，孩子胃口不好是一个常见的问题。家长们应该从调整饮食结构、创造良好的饮食环境、鼓励孩子参与烹饪及适当补充营养品等方面入手，帮助孩子改善食欲。同时，家长们也应该注意观察孩子的其他症状，如有异常，应及时就医。

（徐明玉）

12. 孩子常常**便秘**需要补充**益生菌**吗

便秘是一种常见的儿童消化系统问题。益生菌是一种有益的微生物，它可以帮助维持肠道菌群的平衡，促进肠道健康。益生菌可以通过食物或补充剂的形式摄入人体，常见的益生菌包括乳酸菌、双歧杆菌等。

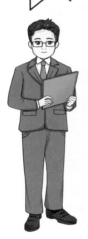

造成孩子便秘的原因有很多，可能是由于孩子的饮食中缺乏足够的纤维，或者摄入过多的蛋白质和脂肪；其他还包括孩子不喜欢喝水或者摄入的水分不足；孩子的运动量不足导致肠道蠕动减慢；紧张、焦虑等心理因素导致排便困难；或者药物（如止痛药、抗抑郁药等）以及一些疾病（如糖尿病、甲状腺功能减退症等），均可导致便秘。

补充益生菌可以通过以下几个方面对便秘有治疗作用。

（1）增加肠道菌群多样性：益生菌可以抑制有害菌的生长，同时促进有益菌的繁殖。

（2）改善肠道环境：益生菌可以分解食物中的纤维素，产生一些有益的代谢产物，如短链脂肪酸等。这些代谢产物可以改善肠道环境，促进肠道健康。

（3）调节免疫系统：益生菌可以调节免疫系统的功能，增强机体的免疫力。

需要注意的是，选择益生菌补充剂时，应根据个人情况和医生的建议进行选择。此外，补充益生菌并不能完全替代其他治疗便秘的方法，如饮食调整、运动等。

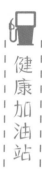

便秘的治疗方法

（1）饮食调整：饮食中富含纤维的食物可以增加粪便的体积和湿度，促进肠道蠕动，从而缓解便秘。建议多食用蔬菜、水果、全麦面包及燕麦片等富含纤维的食物。

（2）增加运动量：适当的运动可以促进肠道蠕动，帮助排便。建议每天进行 30 分钟以上的有氧运动，如快走、慢跑、游泳等。

（3）建立规律的排便习惯：每天固定的时间去厕所可以帮助建立规律的排便反射，减少便秘的发生。

（4）避免过度使用泻药：长期过度使用泻药可能会导致肠道依赖，使肠道蠕动减弱，反而加重便秘。因此，应避免过度使用泻药。

（5）心理治疗：对于一些由于心理因素引起的便

秘患者来说，心理治疗可能会有一定的效果。例如，认知行为疗法、催眠疗法等。在心理治疗方面，建议咨询专业医生或心理医生的建议。

（徐明玉）

13. 孩子反复**口腔溃疡**怎么办

口腔溃疡是儿童常见的口腔疾病，反复发作的口腔溃疡不仅会给孩子的日常生活带来困扰，还会影响他们的食欲和营养摄入。

导致反复口腔溃疡的原因主要包括以下几点。

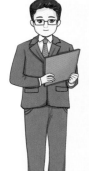

（1）营养不均衡：缺乏维生素 B 族及铁、锌等微量元素，以及饮食中过多摄入刺激性食物。

（2）免疫力低下：免疫力低下的孩子容易受到细菌和病毒的侵袭，从而引发口腔溃疡。

（3）遗传因素：父母有口腔溃疡病史，孩子患口腔溃疡的风险较高。

（4）创伤性刺激：如食物过硬、牙刷过粗等物理性刺激，也可能导致口腔溃疡反复发作。

孩子反复口腔溃疡，日常治疗方法包括以下几种。

（1）饮食调整：为孩子提供均衡的饮食，保证摄入足够的维生素和微量元素。多吃新鲜蔬菜、水果，减少刺激性食物的摄入。

（2）提高免疫力：鼓励孩子进行适当的体育锻炼，增强体质。同时，保持充足的睡眠，避免过度疲劳。

（3）药物治疗：在医生的指导下，可以使用一些局部药物来缓解口腔溃疡的疼痛和促进愈合。

（4）减轻心理压力：口腔溃疡可能与孩子的心理压力有关。家长应关注孩子的情绪状态，尽量减少他们的焦虑和压力。可以采取心理疏导、放松训练等方法来帮助孩子缓解情绪压力。

（5）保持口腔卫生：教育孩子养成良好的口腔卫生习惯，饭后漱口、早晚刷牙。

（6）避免创伤性刺激：避免给孩子食用过硬或刺激性的食物，选择合适的牙刷和牙膏，减少对口腔黏膜的物理性刺激。

（7）定期口腔检查与随访：定期带孩子去牙医那里进行口腔检查，及时发现并处理潜在的口腔问题。若孩子患有反复口腔溃疡，应与医生保持密切联系，以便及时调整治疗方案。

孩子反复口腔溃疡是一个需要关注的问题。了解其可能的原因并采取相应的治疗方法有助于减轻孩子的痛苦并促进他们的健康成长。作为家长，要关注孩子的饮食、营养状况、免疫力以及心理状态等方面。若孩子的口腔溃疡反复发作，应及时就医并遵循医生的建议进行治疗。

（徐明玉）

饮食调理

14. 孩子**偏食、挑食**怎么办

孩子偏食、挑食不仅会影响他们的营养摄入，还会对他们的健康产生长远影响。通俗的说，偏食、挑食现象主要是由于个体对食物的接受程度和喜好不同所导致的。

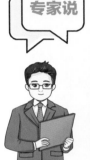

专家说

孩子会偏食、挑食，主要有以下几个方面的原因。

（1）生理原因：有些孩子可能天生对某些食物敏感或不耐受，比如对乳糖、鸡蛋、海鲜等过敏。

（2）心理原因：孩子在成长过程中，可能会因为某些不愉快的经历而对某些食物产生反感。

（3）家庭教育：如果父母本身对某些食物有所偏见或不在孩子的面前吃这些食物，那么孩子很可能也会对这些食物产生偏见。

（4）媒体影响：现代媒体，如电视、网络等，经常展示各种美食，可能让孩子对某些食物产生过度的欲望，而对其他食物失去兴趣。

要想解决孩子偏食、挑食，需要从以下几个方面着手。

（1）家庭教育：家长们应该在孩子面前吃各种食物，让他们了解各种食物的营养价值和美味之处。

偏食挑食　营养教育　鼓励和奖励

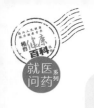

同时，家长们也应该避免对某种食物的偏见，以免影响孩子的判断。

（2）逐步引入新食物：对于不愿意尝试新食物的孩子，家长们可以采取逐渐引入的方法。每次只引入一种新食物，最好是在孩子饥饿的时候给他们吃这种食物。

（3）创造愉快的用餐氛围：用餐时应该是愉快的，让孩子对吃饭产生期待。可以在餐桌上谈论有趣的话题，或者播放一些舒缓的音乐，使孩子在轻松愉快的氛围中享受用餐。

（4）鼓励和奖励：当孩子尝试新的食物时，家长们应该给予鼓励和奖励。这种正面的反馈可以增强孩子的动力，使他们更愿意尝试新食物。

（5）咨询专业人士：如果孩子的偏食挑食情况严重，且经过上述方法无法改善，建议寻求儿科医生或营养师的专业意见。他们可以根据孩子的具体情况提供个性化的指导和建议。

孩子偏食挑食是许多家长面临的问题。家长们通过家庭教育、模范示范、鼓励和奖励以及专业咨询等方式，可以帮助孩子克服偏食挑食的问题，让他们养成均衡饮食的好习惯。

（徐明玉）

15. 为什么孩子**吃很多**
却还是**很瘦**

关键词

有些孩子吃得很多，但仍然很瘦，这种情况是由多种原因导致的，包括消化吸收问题、新陈代谢旺盛、营养不良等。

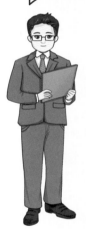

专家说

首先，孩子即使吃得多，也并不意味着他们的身体能够有效地吸收这些食物中的营养。

其次，孩子的新陈代谢率较高，需要更多的能量来支持身体的生长和发育。因此，即使他们吃得很多，他们仍然可能会感到饥饿，因为他们身体需要的能量超过了他们摄入的能量。

最后，一些疾病或慢性疾病可能会影响孩子的食欲和营养吸收。例如，慢性感染、甲状腺问题等都可能导致孩子吃得很多但却体重增加缓慢。此外，一些心理问题，如焦虑或压力，也可能导致孩子无法正常吸收营养。

因此，家长如果想改善孩子这方面的状况，需要从以下几个方面着手。

（1）均衡饮食：确保孩子的饮食均衡，摄入足量的蛋白质、脂肪、碳水化合物、维生素和矿物质。鼓励孩子多吃蔬菜、水果、全谷类食物和健康脂肪，同

食物吸收　新陈代谢　健康状况

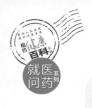

时限制高糖、高盐和高脂肪的食物。

（2）规律饮食：建立规律的饮食习惯，包括早餐、午餐和晚餐，以及健康的零食选择。避免让孩子过度饥饿或暴饮暴食。

（3）适度运动：鼓励孩子进行适度的体育锻炼，有助于提高新陈代谢率，增强身体素质。

（4）定期体检：定期带孩子进行体检，确保他们的健康状况良好。如果有任何疑虑或问题，及时咨询医生并进行相关检查。

（5）关注心理健康：关注孩子的心理健康，确保他们没有过多的压力或焦虑。如果需要，可以寻求心理咨询师的帮助。

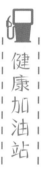

影响食物消化吸收的因素

（1）肠胃功能紊乱：孩子的肠胃功能尚未发育完全，容易受到外界环境的影响，如饮食不当、情绪波动等，导致肠胃功能紊乱。

（2）食物过敏：有些孩子可能对某些食物过敏，如牛奶、鸡蛋、海鲜等。这些食物可能导致过敏反应，影响孩子的消化吸收功能。

（3）肠道寄生虫：肠道寄生虫如蛔虫、钩虫等可能影响孩子的消化吸收功能，导致孩子即使吃得很多，也无法获取足够的营养。

（徐明玉）

16. 孩子不爱吃菜爱喝汤的 **饮食习惯**要改吗

蔬菜是孩子获得维生素、矿物质和纤维素的重要来源，对于维持身体健康和促进生长发育具有重要作用。而汤则可以提供一定的水分和盐分，有助于保持身体的水电平衡。

专家说

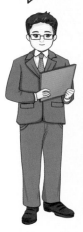

不爱吃菜爱喝汤的习惯可能会影响孩子的营养均衡。蔬菜是许多营养素的主要来源，如维生素 C、叶酸、钾等。如果孩子不爱吃蔬菜，可能会缺乏这些营养素，进而影响身体健康。尽管汤虽然可以提供一些营养素，但相对于蔬菜来说，其营养价值较低。汤中虽然含有一些蛋白质、维生素和矿物质等营养物质，但是其含量相对较低，而且汤中的营养成分也不如菜本身丰富。如果只喝汤而不吃菜，会导致蛋白质、钙、铁等必备营养的摄入不足，从而影响身体健康。此外，汤中的脂肪和嘌呤含量也可能较高，长期只喝汤可能会增加肥胖、高尿酸等健康问题的风险。因此，孩子不爱吃菜爱喝汤的饮食习惯可能会导致营养不均衡。

对于孩子不爱吃菜爱喝汤的饮食习惯，家长需要采取适当的方法进行引导和纠正。

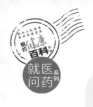

（1）家长可以尝试将蔬菜切碎或混入汤中，让孩子在不知不觉中摄入蔬菜。

（2）家长可以向孩子讲解蔬菜的营养价值，让他们认识到吃蔬菜对身体健康的重要性。同时，也可以通过举例说明哪些蔬菜对身体有益，哪些蔬菜对身体有害，从而引导孩子养成健康的饮食习惯。

（3）家长可以在用餐时为孩子创造愉快的用餐氛围，让孩子在轻松愉悦的氛围中用餐。同时，也可以通过与孩子一起制作美食或尝试新的菜品，增加孩子对食物的兴趣和好奇心。

（4）家长可以鼓励孩子自主选择食物，让他们根据自己的口味和需求选择适合自己的食物。同时，也可以通过让孩子参与食物的制作过程，增加他们对食物的了解和兴趣。

（5）家长可以引导孩子养成规律的饮食习惯，让孩子在固定的时间吃饭和喝汤。同时，也可以通过合理的饮食搭配，保证孩子获得足够的营养和水分。

（徐明玉）

17. 孩子对**牛奶蛋白过敏**怎么办

当孩子对牛奶中的蛋白质产生过敏反应时，可能会出现一系列的症状，如皮肤瘙痒、荨麻疹、呕吐、腹泻及呼吸困难等。

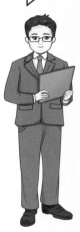

对于牛奶蛋白过敏的孩子，饮食调整是治疗的关键。家长可以选择一些替代品来满足孩子的营养需求，如羊奶、豆奶等不含牛奶蛋白的饮品作为替代品。同时，家长也可以咨询营养师或医生，为孩子选择适合的配方奶粉或特殊配方食品。在选择替代品时，家长需要注意产品的成分和营养含量，确保产品适合孩子的年龄和生长发育需求。

母亲在怀孕期间和哺乳期应该避免食用含有牛奶蛋白的食物，以降低孩子对牛奶蛋白过敏的风险。在孩子出生后，家长应该密切观察孩子的反应，如出现任何过敏症状，应及时就医。

对于已经出现牛奶蛋白过敏症状的孩子，家长需要做好护理工作。

（1）避免接触过敏原：家长应该了解孩子对牛奶蛋白过敏的具体情况，避免让孩子接触含有牛奶蛋白的食物。如果孩子对牛奶蛋白过敏，家长应该避免购

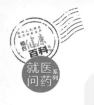

买含有牛奶成分的食品和饮料。

（2）保持皮肤清洁干燥：家长应该定期为孩子洗澡，保持皮肤清洁干燥。如果孩子出现皮肤瘙痒等症状，家长可以使用温和的沐浴露和润肤剂来缓解症状。同时，家长应该避免让孩子抓挠瘙痒部位，以免引起皮肤感染。

（3）密切观察症状：家长应该密切观察孩子的反应，如出现任何过敏症状，应及时就医。在带孩子就诊时，家长应该向医生详细描述孩子的症状和病史，以便医生做出准确的诊断和治疗方案。

（4）寻求专业帮助：如果孩子出现严重的过敏症状或长时间无法缓解，家长应该及时寻求专业帮助。在接受治疗期间，家长应该按照医生的指示正确使用药物和调整饮食计划。

（徐明玉）

相约健康百科丛书

第三章

心理健康

一

心理发育

1. 为什么孩子才 3 岁就会**撒谎**

一些孩子在 3 岁时就会出现撒谎行为，比如做错了事却不承认，这让一些家长很是担心，小小年纪就会撒谎，是不是孩子的"品行"有问题？但事实上，3 岁的孩子出现撒谎的行为，可能是他们语言和认知能力发展的特征。

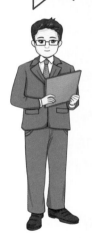

首先，我们需要注意的是，孩子在 7 岁之前的撒谎行为一般与道德品质无关，孩子的道德观通常要到 7 岁左右才逐步形成。那么，导致 3 岁的孩子撒谎的原因有哪些呢？

1. 语言发展的需要 有时我们会从 3 岁孩子口中听到一些虚构的谎言。这种撒谎行为是语言发展的表现，说明孩子开始探索外部世界，并正在试图合理解释一些现象。

2. 模仿大人的行为 3 岁孩子对外部环境充满好奇，会去模仿成年人的行为。如果一些家长本身就经常撒谎，孩子当然更容易学会。

3. 害怕受到批评和惩罚 有些孩子在以往做错事时，受过责罚，感到这种体验感很不好，所以在做错事时，怕再次受罚，从而撒谎。

4. 希望得到他人赞扬　在日常生活中，有些孩子会为了得到家长或老师表扬而撒谎，这种撒谎是为了满足他们被认可的需要。

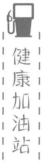

孩子出现撒谎行为该怎么办

当3岁的孩子出现撒谎行为，家长应该怎么办呢？首先不要惊慌，要意识到撒谎是孩子成长过程中的正常现象，要加强与孩子的互动，引导孩子理解现实情况，而不是给孩子贴上"爱说谎"等标签或责罚他们。应该看到孩子说谎背后的原因，鼓励他们用真话来表达，帮助孩子建立诚实价值观。此外，家长平时要注意自己的言行举止，为孩子树立良好的榜样。

心理学家皮亚杰曾提出，撒谎的倾向是一种成长的自然倾向，它是自发的、普遍的，是孩子自我中心思维的基本组成部分。撒谎出现是儿童发展的表现，撒谎的完成至少需要两项心理技能。第一种是心理理论，是一组重要的社会认知能力，特别是指孩子能理解他人的心理状态，能够区分自己与他人的心理状态。孩子撒谎是在能意识到自己与他人所想不同，他人无法得知自己在撒谎的前提下才能做出的，这就提示着"心理理论"能力得到发展。第二种是大脑"执行能力"，是记忆力、抑制力和计划力的集合。孩子在撒谎过程中，除了要隐瞒真相外，还要在头脑中编造出一个令人信服的故事，并控制表情、姿态，若无其事的把这个谎言说出来，这是多种能力协调的结果。

（杨荣旺）

关键词

自卑　疏导

2. 孩子很**自卑**该如何疏导

自卑通常表现为对自己的能力、价值或外观等持有负面、不自信的看法和感觉，是一种普遍的情感体验，在儿童和青少年中尤为常见。作为父母或养育者，理解孩子的自卑感，并通过恰当的方法疏导和支持，是帮助孩子建立健康自尊的关键。

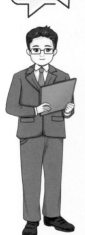

生活中，我们常常能听到孩子说"我做不到""我不够好"，看到孩子出现自卑的表现。自卑的孩子觉得自己不如他人，缺乏自信，对自己的能力和外貌评价负面。他们表现出以下的特征：自我否定，觉得不值得被爱和尊重；避免挑战，因害怕失败和被拒绝而不愿尝试新事物；过度依赖他人认可，以获得自信；以及消极思维，只看到自己的缺点而忽略优点。

孩子的自卑感可能源于多种因素。

（1）家庭的影响：过度批评、忽视或与兄弟姐妹比较等。

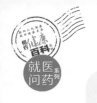

（2）学校、学习方面的不顺利：包括遭遇欺凌、同伴关系困难、学业压力等。

（3）社会文化压力：大众对成功、外貌或行为的高标准。

（4）性格特质：天生比较敏感内向、多愁善感，更易自卑。

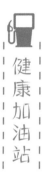

健康加油站

如何帮助自卑的孩子

恰当的疏导和支持可以帮助自卑的孩子克服挑战，培养健康的自我形象。

（1）积极地沟通与倾听：为孩子提供倾听的空间，耐心倾听他们的感受，而不是立刻给出建议或批评。使用开放式问题引导孩子深入思考和表达，如"我听到了，你感到很难过，你愿意告诉我发生了什么了吗？"定期与孩子进行交谈，关心他们的生活，鼓励他们表达自己的想法和感受。

（2）自尊与自信的培养：帮助孩子设定实际可达的目标，肯定孩子的成就和进步，强调其努力的过程。使用具体的赞美来表达，如"你的认真与专注真的很棒"。适当调整家庭对孩子的期望，避免过度强调成绩。

（3）挑战应对与成长：鼓励孩子将挑战视为成长的机会，支持他们从失败中恢复，同时家长作为孩子的榜样，示范自己如何应对困难。

（4）学习情绪管理：教会孩子基本的情绪管理技巧，如深呼吸、冥想、写情绪日记等，帮助他们理解和接纳情绪，并用合适的方式表达出来。

（5）增强亲子关系：计划定期的家庭活动，如户外游、家庭游戏等来增强家庭亲子联系，让孩子感受到自己被爱和重视。

（6）寻求专业帮助：如果自卑感严重影响孩子日常生活，或者有明显的情绪反应，应寻求专业心理专家的帮助。

（杨荣旺）

3. 为什么孩子在妈妈面前特别爱**撒娇**

妈妈们常说，孩子和爸爸在一起时很皮实，但在自己面前就很爱撒娇。白天在家和爷爷奶奶一起很听话，晚上和自己一起就各种闹腾、粘人。为什么孩子在妈妈面前特别爱撒娇呢？

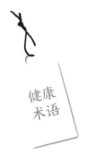

依恋关系：是婴儿和其照顾者之间存在的一种特殊的感情关系。它是一种感情上的联结和纽带，是亲子关系和其他社会关系的基础，是孩子和成人内心的爱和安全感的来源。

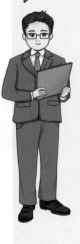

撒娇

亲子关系

依恋关系

撒娇是孩子们的特殊表达方式，在心理功能上有多重意义，不仅是情绪宣泄，更是寻求关注和安慰的方式。孩子在妈妈面前更爱撒娇可能与以下因素相关。

（1）母亲在孩子心中的地位无法替代。从出生起，母亲就是他们最亲近、最依赖的人，母亲无私的爱让孩子感到安全和舒适。因此，孩子与母亲形成依恋关系，更倾向于在母亲面前表现出真实情感，包括撒娇。

（2）撒娇是一种求关注的行为，是获取关注和满足需求的策略。当孩子不安、害怕或不舒服时，会通过撒娇引起母亲的注意，希望获得关心和安慰。

（3）撒娇是试探性行为，是了解自己和他人关系的策略。孩子们会试探母亲的底线和容忍度，以了解母亲的反应和态度。当他们发现撒娇能引起关注和照顾时，更倾向于使用这种方式获取所需。

此外，撒娇是情绪调节方式，是应对压力和困难的策略。遇到挑战或压力时，孩子可能感到焦虑和不安，他们会通过撒娇释放情绪，寻求母亲的安慰和支持。

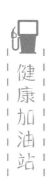

妈妈该如何应对爱撒娇的孩子

孩子在妈妈面前特别爱撒娇是正常的、健康的行为，但如果撒娇过于频繁或已经影响其日常生活和学习，妈妈就可以尝试以下方法对孩子进行引导。

（1）了解孩子的想法：多和孩子交流，了解他们为什么喜欢撒娇，是因为寂寞、害怕还是其他原因，针对原因帮助孩子找到更好的应对方式。

（2）建立规则：设定家庭规则，让孩子明白什么时候、哪种场合可以撒娇，什么情况下不可以。

（3）培养独立性：鼓励孩子独立解决问题，不要过度依赖妈妈。当孩子学会独立处理问题后，就会减少撒娇的次数。

（4）转移注意力：当孩子开始撒娇时，尝试转移注意力，让他们参与有趣的活动。

（5）适度满足，恰当忽视：适当满足孩子的撒娇需求，但要避免过度溺爱，有时要采取恰当地忽视。让孩子意识到撒娇不能总得到想要的结果后，从而逐渐减少这种行为。

（杨荣旺）

二

青春期心理

4. 孩子总是特别**在意**自己的**外貌**正常吗

人们常说"爱美之心人皆有之",这句话揭示了人类普遍存在的追求美好的心理。孩子在成长过程中,随着年龄的增长,生理和心理的发展,也会开始特别关注和在意自己的外貌,我们可以从心理发展规律来理解这一现象。

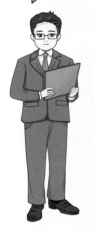

许多家长发现自家的孩子都会特别在意自己的外貌,尤其是刚刚步入青春期时,比如喜欢照镜子,开始注重穿衣打扮等。家长可能会担心这是否正常,孩子会不会过于追求表面的美而忽略了内在品德的追求,甚至会花太多时间在打扮上以致影响学业?其实这和孩子自我概念和自尊的发展有关。

自我概念就是我们每个人对自己的独特之处的感觉,就是对"我是谁""我是个什么样的人"的认知。自尊则是对自己的这些特质的评价。对于3~5岁的孩子来说,如果问他们"你是个什么样的人",他们主要回答的是生理特征,这也是孩子开始关注自己外貌的时候。7~8岁时,孩子开始经常进行社交比较,在和别人的对比中也会对自己的外形更加关注。到了青春期,因为生理上的迅速发育,大年龄的孩子们能够很

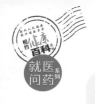

快地意识到身体外貌上的变化，比如男生长出喉结，女生乳房发育，脸上长青春痘等。有些孩子可能会变得兴奋，也有些孩子可能会因此害怕，这就是因为对自己外貌特点的不同评价而产生的。身体外貌也是儿童对自己评价的一个重要方面，是自尊的一个重要组成部分。

其实，在心理学上，对自己外貌的感觉和评价，也有一个专门的词去形容，叫作"身体意象（body image）"。积极的身体意象对孩子建立自尊，自信，都很有帮助，而消极的身体意象则有可能影响身心健康。比如，有些孩子明明已经很苗条了，还是觉得自己不够瘦，不够好看，甚至因此故意少吃东西，对身体健康也会造成严重影响。

因此，儿童在外貌上的关注是他们正常的身体形象、自我概念和自尊发展的一部分。只要不是过度在意，不影响到日常生活，父母可以用理解和引导的方式回应孩子对外貌的关注，培养积极健康的审美，帮助他们形成积极的身体意象和自我概念。这也有助于培养孩子健康的自我认知和积极的自我形象。

（杨荣旺）

5. 青春期的孩子总是和家长"作对"怎么办

孩子进入青春期，家长心累的事出现了：上初中后，乖孩子变不听话，总喜欢发脾气，仿佛换了个人……家长可能会感到困惑，为何这个阶段的孩子这么喜欢和家长作对？出现这样的情况，家长又该怎样与他们相处和沟通呢？

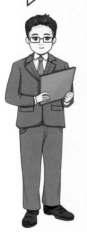

青春期是童年向成年过渡期的重要阶段，身体发育加速，生理变化突然，使青少年惶惑，同时将思想从一直嬉戏于其中的客观世界抽回一大部分，重新指向主观世界，自我意识增强，很在意外界目光和评价。

他们容易对家长和老师的期望形成一概否定的心理对抗。许多专家都指出这种叛逆心理是此阶段正常现象，目的之一是自身价值体系的发展和展现。适度叛逆有助青少年构建身份认同，帮助确定"我是谁"。也有许多因素会加重这种作对情绪，带来心理危机，例如过分专制型与溺爱型的教养方式、欠佳的同伴关系、学业压力等。

面对孩子青春期逆反心理，家长可以做些什么呢？

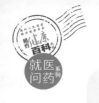

态度上，家长需要正确认识到这是孩子成长过程中的"进步"，是长大的表现。

青春期的孩子学业压力大，会感到压抑，容易迷茫。因此在这个阶段，家长应积极与孩子沟通生活的目标和意义、未来如何生活、将来会成为什么样的人等内容，以完善孩子的人格。

家长可通过沟通，增加对孩子感受的觉察，捕捉、反馈孩子愤怒情绪下隐藏的其他内心期待，如"确实好委屈、悲伤呀""太不容易了，能不能跟妈妈说说"，家长应站在孩子的角度去倾听、共情感受，认可孩子产生这种情绪的合理性，有助于激烈情绪逐步平复、修复亲子关系。当家长自己在亲子关系中感到委屈、生气时，也可以尝试向孩子坦诚表达自己的内心感受，而不是过分压抑、冷暴力或指责孩子。

培养辩证思维。青少年思维易带有强烈自我中心、非黑即白特点，可以引导孩子对一个问题从多种角度考虑，在做判断、付诸行动前了解全方位信息，多觉察，少偏见。家长自身起好榜样作用。

平衡自由与规则。建立一些核心规则，鼓励开展家庭会议的方式探讨、确立规则，比如不伤害自己和他人，在规则内去摸索、试错、建立关系。

如果叛逆行为严重影响孩子正常生活学习、人际关系，需要及时进行心理咨询，也可以求助精神科或心理医生。

（杨荣旺）

6. 为什么家长不能私自看青少年的**日记**

随着年龄增长进入青春期，很多孩子逐渐不爱与家长交流，会通过写日记或者手机备忘录的形式记录一些私密的、不方便与别人说的内容，来表达自己的真情实感。有的家长想全面了解自己的孩子，但孩子不愿意过多地向父母袒露自己的内心感受，家长就想到私自看他们的日记的方式来了解孩子。然而，一旦孩子知道，就会大发雷霆，严重损害亲子关系。

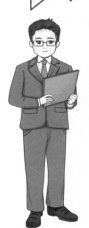

我们首先看一下青少年为什么要写日记？青少年处于一个生理和心理剧烈变动时期：除了身体发育之外，心理上青少年也经历着较大波动，包括对异性的情感、对自我身份的建构、对未来的不确定感等，此时的他们可能是焦虑不安的，变得容易发脾气或不爱讲话了。与家人沟通不顺利，有些私密的事情也无法和朋友表述时，日记就充当了一个重要的可倾诉方式和载体，文字化自己的感受帮助他们理解自己的情绪情感，释放内心的焦虑。

家长为什么会想看青少年的日记呢？

当青少年与家长沟通减少时，家长希望全面了解自己的孩子，就想通过阅读日记来了解孩子的内心

想法和近期动向，监督青少年的行为，确保他们没有涉及不良行为。

　　然而，家长私自看孩子的日记，对于青少年来说，从独立性上而言，会侵犯他们主体的边界，而尊重青少年的主体性是支持他们自我成长和独立思考的方式。从信任关系而言，由于青少年处在敏感的时期，隐私是他们格外在意的。家长不去私自看青少年的日记，尊重其隐私有助于建立良好的信任关系，否则会造成信任破裂。此外，长期而言，过度侵犯隐私可能对青少年的心理健康产生负面影响，导致抑郁、焦虑等问题。

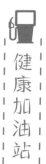

健康加油站

如何和青少年沟通

　　对于家长而言，如果想要更好地了解青少年，需要建立开放的沟通渠道，通过真诚的对话，使用肯定的语言，避免批评与指责他们的行为，向他们展现关心与愿意倾听，才可以更好地理解孩子的需求和感受。家长还可以与青少年共同讨论关于隐私的界限，建立双方都能接受的规则，来平衡亲子沟通和孩子个体空间的需求。

（杨荣旺）

行为养成

7. 发现孩子有 "偷窃行为" 怎么办

偷窃行为是指未经他人同意，私自取走他人财物的一种行为。在孩子成长过程中，可能会因为好奇心、模仿、寻求刺激等原因而出现偷窃行为。这种行为不仅违反了道德规范，还可能对孩子的身心健康造成负面影响。

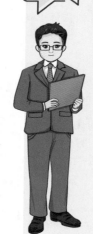

当发现孩子有偷窃行为时，家长首先要从自身做起，审视自己的家庭教育方式。家长应该树立正确的价值观，引导孩子尊重他人的财产权，培养孩子的道德意识和责任感。同时，家长也要关注孩子的心理需求，了解孩子偷窃的原因，给予关爱和支持，帮助孩子走出心理困境。

在发现孩子有偷窃行为后，家长需要采取适当的方法进行引导和纠正。

（1）保持冷静：当发现孩子有偷窃行为时，家长首先要保持冷静，不要过度批评或惩罚孩子。这样可以避免孩子产生逆反心理，有利于后续的引导和纠正工作。

（2）沟通了解：家长应该与孩子进行深入的沟通，了解孩子的想法和动机。通过沟通，家长可以了解孩子的心理需求和困惑，从而更好地引导孩子走出困境。

（3）认识行为的危害性：家长应该引导孩子认识到偷窃行为的危害性。可以通过讲述相关案例、分析后果等方式，让孩子认识到偷窃行为不仅违反了道德规范，还可能对个人和社会造成负面影响。

（4）树立正确价值观：家长应该帮助孩子树立正确的价值观和道德观。可以通过讲述正面案例、鼓励孩子参加公益活动等方式，培养孩子的道德意识和责任感。

（5）建立奖惩机制：家长可以建立奖惩机制，对孩子的良好行为进行奖励和鼓励，对不良行为进行适当的惩罚和引导。这样可以让孩子明确是非观念，增强自律意识。

（6）寻求专业帮助：如果孩子的偷窃行为比较严重或持续时间较长，家长可以考虑寻求专业帮助。心理医生或儿童心理学家可以帮助孩子解决心理问题，引导他们走出困境。

（徐明玉）

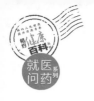
8. 孩子总是喜欢
抚摸生殖器怎么办

在孩子的成长过程中，有些孩子可能会出现喜欢抚摸自己生殖器的行为，这种行为让家长感到困惑和担忧。

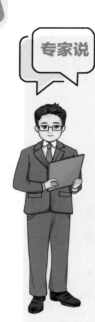

专家说

孩子喜欢抚摸生殖器的原因可能有很多，包括生理、心理和社会因素。在生理方面，孩子可能对生殖器产生好奇和探索欲望，这是他们生长发育过程中的自然现象。在心理方面，孩子可能感到焦虑、压力或孤独，抚摸生殖器可以成为他们缓解情绪的一种方式。在社会方面，孩子可能受到成人或同龄人的影响，模仿他们的行为。

家长需要理解孩子的行为是正常的，不要过于担忧或批评孩子。每个孩子都有自己的成长节奏和方式，家长需要接纳孩子的行为，并给予他们足够的关爱和支持。

家长应该与孩子进行开放、坦诚的沟通，了解孩子为什么喜欢抚摸生殖器，以及他们的感受和需求。通过沟通，家长可以更好地了解孩子的内心世界，并给予他们适当的引导和帮助。

虽然孩子喜欢抚摸生殖器的行为是正常的，但家长也需要适度约束和限制孩子的行为。家长可以制定一些规则和界限，例如在公共场合避免抚摸生殖器，以及在适当的时候停止这种行为。同时，家长也需要教育孩子尊重他人的隐私和界限。

如果孩子的抚摸生殖器行为持续时间较长或影响到了日常生活和学习，家长需要考虑孩子的心理健康问题。家长可以寻求专业帮助，例如心理医生或儿童心理学家，以帮助孩子解决心理问题，并引导他们建立健康的性观念和行为习惯。

家长不要过度关注孩子的抚摸生殖器行为，否则可能会给孩子带来更多的压力和焦虑。相反，家长应该关注孩子的整体发展和健康状况，包括身体、心理和社会方面。

家长在处理孩子抚摸生殖器行为时，要尊重孩子的隐私和尊严。不要强迫孩子改变自己的行为或讨论他们不愿意谈论的话题。家长应通过沟通和引导，让孩子逐渐理解和接纳自己的行为。

（徐明玉）

9. 孩子喜欢**咬指甲**怎么办

在许多情况下，孩子咬指甲的行为可能是心理压力的一种表现。这种行为可能是由于孩子感到焦虑、紧张或者无聊等情绪状态引起的。

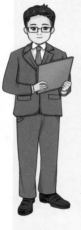

关键词

咬指甲 心理压力 沟通

首先，家长应该多与孩子进行沟通，了解他们的内心感受和想法。当孩子感到焦虑或紧张时，他们可能会通过咬指甲来缓解这些情绪。

此外，家长还可以通过培养孩子的兴趣爱好来缓解他们的心理压力。当孩子有自己感兴趣的事情做时，他们可能会更容易分散注意力，减少咬指甲的行为。家长可以带孩子参加一些有趣的活动，如户外运动、音乐、绘画等，帮助孩子找到自己的兴趣爱好。

家长可以教育孩子勤洗手，尤其是在吃饭前和上厕所后。此外，家长还可以教育孩子定期修剪指甲，保持指甲的清洁和卫生。如果孩子能够养成良好的卫生习惯，他们就会减少咬指甲的行为。

在引导孩子养成良好的卫生习惯时，家长还可以使用奖励的方法。当孩子表现出良好的卫生习惯时，家长可以给予他们适当的奖励，如表扬、鼓励或者小礼物等。这种奖励可以激励孩子继续保持良好的卫生习惯。

改变孩子咬指甲的行为需要耐心和引导。作为家长，我们需要理解孩子的行为并不是一蹴而就的，需要时间和耐心来帮助孩子改变。

首先，家长需要理解孩子的行为背后的原因。可能是心理压力、卫生习惯或者是一种模仿行为等。只有理解了孩子的行为原因，我们才能有针对性地采取措施来帮助孩子改变。

其次，家长需要耐心地引导孩子改变行为。在引导过程中，家长需要给予孩子足够的支持和鼓励，让他们感到被理解和被关心。同时，家长还需要适当地纠正孩子的行为，帮助他们建立正确的行为模式。

最后，家长应当理解孩子的行为改变是一个渐进的过程。家长需要保持积极的心态和耐心的心态，不要急于求成或者对孩子进行惩罚。如果孩子没有改变行为或者出现了反复的情况，家长需要重新审视自己的引导方法和策略，及时进行调整和改进。

（徐明玉）

四

学习能力

10. 孩子的**学习能力差**怎么办

孩子的学习能力并不只是单一的智力表现，而是涵盖了多个方面，如语言、逻辑数学、空间、音乐、身体运动、人际交往和自我认知等。这些智能领域的发展速度并不一致，因此，孩子在学习上表现出差异是很正常的。

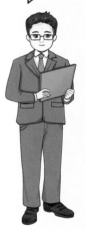

自信心是孩子学习能力提升的关键因素。如果孩子对自己的学习能力缺乏信心，容易产生厌学情绪，影响学习效果。家长和老师要关注孩子的心理健康，多给予孩子鼓励和肯定，让孩子感受到自己的进步和成就。

学习方法是影响孩子学习能力的重要因素。有效的学习方法可以帮助孩子提高学习效率，提升学习成绩。家长和老师可以引导孩子掌握以下学习方法。

（1）制定学习计划：帮助孩子制定明确的学习目标和计划，合理安排学习时间，培养孩子的自律性。

（2）激发兴趣：鼓励孩子尝试不同的课外活动，发现自己的兴趣点，将学习内容与兴趣相结合，提高学习积极性。

（3）专注力训练：通过游戏、冥想等方式培养孩子的专注力，提高学习效率。

（4）分解任务：将复杂的学习任务分解成若干个小任务，帮助孩子逐步完成学习任务，减轻学习压力。

（5）及时反馈：关注孩子的学习进度，及时给予反馈和指导，帮助孩子发现并纠正错误。

（6）鼓励思考：引导孩子多思考问题，培养他们的批判性思维和解决问题的能力。

（7）培养阅读习惯：鼓励孩子多阅读各类书籍，拓宽知识面，提高阅读理解能力。

家长和老师是孩子成长过程中的重要伙伴。加强家校合作，共同关注孩子的学习成长，有助于提升孩子的学习能力。家长要定期与老师沟通孩子的学习情况，了解孩子在学校的表现，听取老师的建议和指导。

面对孩子学习能力差的问题，家长和老师要保持积极的心态。每个孩子都有自己的成长节奏和学习方式，要用发展的眼光看待孩子的学习成长。不要过分追求学习成绩，而是关注孩子的学习过程和努力程度。当孩子遇到学习困难时，要给予他们关心和支持，帮助他们克服困难，享受学习的过程。

（徐明玉）

11. 孩子上课时
注意力不集中怎么办

关键词

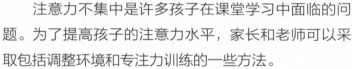

注意力不集中是一种现象，表现为个体在面对目标任务时，无法保持专注并集中精力完成任务。具体表现为在执行任务时容易分心、易受干扰，难以保持专注和集中精力，甚至会出现健忘、遗漏任务等情况。这种状况可能会影响个体的学习、工作和生活质量，因为无法有效地完成目标任务，并且容易出现错误和失误。

专家说

注意力不集中是许多孩子在课堂学习中面临的问题。为了提高孩子的注意力水平，家长和老师可以采取包括调整环境和专注力训练的一些方法。

（1）专注力训练游戏：通过一些需要集中注意力的游戏，如拼图、搭积木、解谜等，引导孩子在游戏中锻炼专注力。

（2）定时任务：设定一定的时间，让孩子完成一项任务，如阅读、画画、做数学题等，培养孩子的自律性和时间管理能力。

（3）冥想练习：引导孩子进行冥想练习，帮助他们放松身心，提高专注力和自我控制能力。

（4）创造良好的学习环境：确保孩子的学习环境

注意力　环境调整　专注力训练

安静、整洁、舒适，减少干扰因素（如电视、手机等）。

（5）调整座位位置：根据孩子的个性和学习需求，合理安排座位位置，避免孩子在课堂上受到其他同学的干扰。

（6）合理安排学习时间：根据孩子的身体状况和学习进度，合理安排学习时间，避免孩子因为疲劳而影响注意力。

（7）建立积极的学习心态：引导孩子树立正确的学习观念，培养积极的学习心态，让他们对学习产生兴趣和动力。

（8）关注孩子的情绪变化：注意观察孩子的情绪变化，及时发现并解决他们可能存在的焦虑、压力等问题，帮助他们保持稳定的情绪状态。

（9）适当减轻孩子的学习压力：不要过分追求孩子的成绩和排名，而是关注他们的学习过程和努力程度。适当减轻孩子的学习压力，让他们在轻松愉快的氛围中学习。

（10）寻求专业帮助：如果孩子的注意力问题持续严重且影响到日常生活和学习，家长可以考虑寻求专业心理咨询或治疗师的帮助。他们可以提供更具体的建议和支持，帮助孩子解决心理问题并提高注意力水平。

（徐明玉）

12. 孩子**写作业**
总是**拖拉**怎么办

写作业拖拉是指孩子在完成作业的过程中，经常表现出拖延、磨蹭的行为，无法按时完成作业任务。这种拖拉行为可能是由于多种原因导致的，如缺乏时间管理技能、缺乏自律性、对学习缺乏兴趣等。

孩子写作业拖拉是许多家长面临的问题。拖拉不仅影响孩子的学习效率，还可能导致孩子对学习产生厌倦情绪。作为家长，我们需要明确孩子写作业拖拉的原因，并采取激励机制帮助他们自我约束。

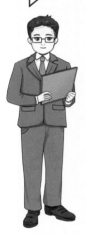

（1）制定计划：家长可以帮助孩子制定一个明确的作业计划，包括每天需要完成的任务和学习内容。

（2）分解任务：将复杂的作业任务分解成若干个小任务，每次只完成一个小任务，逐步完成整个作业。

（3）设定时间限制：为孩子设定一个合理的作业时间限制，并要求他们在规定时间内完成。

（4）培养自律意识：家长要引导孩子认识到自律的重要性，让他们明白只有通过自律才能实现自己的目标。同时，家长要以身作则，成为孩子的榜样。

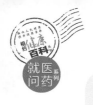

（5）建立良好的学习习惯：帮助孩子建立良好的学习习惯，如定时复习、积极思考、独立完成作业等。

（6）鼓励自我反思：在孩子完成作业后，鼓励他们进行自我反思，总结自己在完成作业过程中的优点和不足，并寻找改进的方法。

（7）建立奖惩制度：为孩子建立奖惩制度，当他们按时完成作业时可以得到奖励，当他们拖延或不认真完成作业时则要受到惩罚。

（8）激发孩子的兴趣：通过引导孩子发现学习的乐趣和意义，激发他们对学习的兴趣。当孩子对学习产生兴趣时，他们会更加积极主动地完成作业。

（9）引导合作：鼓励孩子与同学或朋友一起学习、完成作业。在合作中，孩子们可以互相帮助、互相监督、共同进步。这不仅可以提高他们的学习效率和质量，还可以培养他们的团队合作精神和沟通能力。

（10）关注孩子的进步：家长要关注孩子的进步和成长，及时给予肯定和支持。当孩子感受到自己的努力被认可和赞赏时，他们会更加自信、积极和乐观地面对学习和生活。

（徐明玉）

五

社交能力

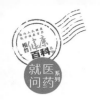

13. 孩子不懂如何**与他人****分享、交流**怎么办

许多家长都遇到过这样的情景，两个孩子在玩，自己家孩子总是感觉别人手里的比较好，"我也要，我也要"，去抢另一个孩子的玩具，或者就自顾自玩，玩具一点也不分享给其他孩子。分享是一种美德，从分享玩具、零食到分享喜欢的书、分享感受和观点……在孩子的成长过程中，和同伴的分享交流对他的社交发展至关重要。

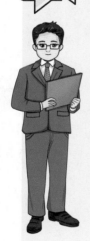

专家说

家长觉得孩子有 2 盒饼干，应该可以分 3 块给朋友，但孩子却坚决不给，还因此大哭，弄得家长很尴尬。家长可能觉得好朋友之间有好东西就应该分享，但孩子想，好东西分给了别人，自己的不就少了吗？

分享行为跟孩子的物权观念的形成有关。物权观念，就是孩子对物品所有权的理解，在 2~6 岁逐渐形成。2~3 岁时，孩子开始逐渐可以区分"你的""我的"，此时孩子的观念是"我喜欢的就是我的""我的东西你不能碰"。所以 3 岁以下的孩子大部分都不懂得与同伴分享。下面就讲讲家长可以怎样引导。

1. **大人可以示范分享，让孩子学习模仿** 如果孩子跟自己分享东西，一定要及时谢谢他。

2. **帮助孩子建立物权观念** 教导孩子例如"这个东西是你的""这件衣服是妈妈的"，让孩子学会分辨物品的所有权。

3. **鼓励孩子的分享行为** 在小区、公园、游乐场等多人互动的场景，引导孩子去观察他人分享的行为，比如"那个哥哥把玩具分享给妹妹玩，妹妹好开心噢，下一次我们也可以试试分享玩具噢"。

4. **提供孩子分享的条件和乐趣** 准备可以共同参与的游戏活动，比如可以分割的黏土、贴纸、积木及拼图等。

5. **尊重孩子的意愿，不强迫孩子分享** 避免使用负面语言如"你真小气"。

随着儿童社会化的发展，5~6 岁的孩子已经有基本的同理心，能感受他人的情绪。这时候我们可以引导孩子把东西分享给有需要的人，鼓励孩子向别人伸出温暖的手。对于年纪更大一些的孩子，分享的形式和内容也可以更多样，比如和朋友分享共同感兴趣的话题等，孩子也可以逐渐发展出更多人际互动的技巧。

（杨荣旺）

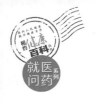

14. 孩子不愿意和同学
一起玩怎么办

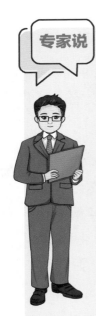

关键词

社交焦虑 关系破裂 心理断乳期

有的孩子不愿意主动和同伴一起玩，需要被小朋友邀请才会加入，人一多就会游离于群体之外。如果刚刚进入新的环境，情有可原；如果一直如此，那么要关注是不是性格内向、存在社交焦虑或者进入心理断乳期。

专家说

"孩子不愿意和同学一起玩"往往是老师和家长特别关注的现象，要解决这一问题，首先要考虑成因和出现的时机。我们需要"搞清楚"成因是正常的还是异常的。这个问题出现的时机可能会是在儿童和青少年一些特殊年龄阶段如进入"心理断乳期"或者新环境。短时间内，考虑适应问题和是否存在社交焦虑。如果孩子刚接触一个陌生的环境或情景，可能会害羞，感到不安和产生焦虑情绪，出现回避行为，或者害怕被拒绝。那么需要时间慢慢适应和引导。面对新环境，儿童首先需要学会介绍自己，善于倾听，积极和小伙伴交换信息。通过家长的帮助，增加同伴互动的频率，主动的阅读相关绘本，学习和演练社交技巧。

社会关系的破裂会对儿童、青少年社交的发展产生直接影响。如不良的习惯和性格引起同伴关系破裂，极容易导致消极情绪。面对关系破裂，儿童需要学习如何经营一段亲密关系。如学习维持双向的对话技巧，善于选择志趣相投的朋友，合理应用电子通信的方式，积极参加组织活动，积极学习维持聚会，积极思考如何解决问题等。也可以通过家长的鼓励和陪伴，一起参加社交游戏和情景剧。

此外，我们还需要考虑其他社交问题，如孤独症谱系障碍、选择性缄默症等。偏离正常的社交发展，需要专业的评估和筛查，建议及时就医，早干预，早治疗，预防社会功能减退。

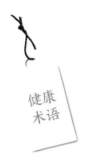

健康术语

心理断乳期： 是青少年追求自我独立的特殊关键期。从 12 岁开始，青少年为了寻求更高程度的个体化和独立性，就主动脱离同学和朋友。暂时的脱离是正常现象，但经常反复出现这种现象，即使被朋友们重新接纳，也可能因"脱节"，不得不忍受的压力，甚至导致被孤立和"拒绝上学"的风险。面对断乳期，青少年首先学会接纳自我，主动学习相关的理论知识和实践经验，增加与父母、同伴和老师的沟通频率，善于听从他人的意见建议，联合他人共同解决当下的问题，预防反复脱离的情况发生。

（杨荣旺）

15. 为什么有些孩子在**学校**会被**欺负**

关键词

校园欺凌 创伤后应激障碍

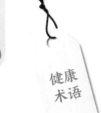

健康术语

创伤后应激障碍：是由于遭受或目睹了严重创伤事件而导致的心理障碍。创伤事件可能包括身体侵犯、车祸、自然灾害等。主要症状包括回忆和闪回、情绪问题、失眠和注意力不集中、身体症状等。

一些家长对校园欺凌的认识存在误区，认为校园欺凌就是同学之间的冲突、打架，还会以"小孩子打打闹闹很正常""小孩子不懂事"来模糊欺凌行为。但事实上，被欺凌的孩子在生理、心理和社会适应上会受到伤害，出现情绪不良、认知功能障碍，更有甚者可能患上创伤后应激障碍。

专家说

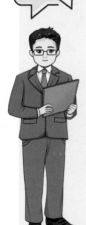

校园欺凌行为包括身体欺凌、言语欺凌以及关系欺凌。导致出现校园欺凌的因素包括以下几种。

（1）家庭因素：父母关系紧张，当孩子犯错甚至仅仅是没有达到家长的期待时，家长常以打骂或是羞辱的情绪化方式对待孩子，容易使孩子形成自尊心低、做事畏缩、敏感孤僻的心理，在同辈群体中容易被边缘化而遭受校园欺凌。遭受校园欺凌的孩子也可能成为欺凌者。

（2）个体因素：性格内向、自卑、敏感的孩子更容易受到欺凌，他们在面对欺凌时也无法有效地保护自己；另外生理上的特征如身材肥胖、矮小、残疾、口吃等孩子常成为欺凌的对象；而且有些孩子可能没有学会如何与他人建立良好的关系，不知道如何处理冲突和分歧，这可能导致他们在与同龄人交往时遇到困难，从而成为欺凌的目标。

（3）学校因素：学校在预防和处理欺凌问题方面的监管和教育不足，可能导致欺凌行为在学校中泛滥。

（4）群体压力：孩子可能会因为想要融入某个群体而参与欺凌行为。在这种情况下，他们可能会在群体的压力下做出自己并不认同的事情。

如果你的孩子在学校受到欺凌，家长应该这样做。

（1）与孩子交流：了解孩子遭受欺凌的具体情况和细节，多观察孩子的变化，关注孩子可能遭遇校园欺凌的信号。并且告知孩子积极寻求帮助，树立自信心，培养自己的能力，学会保护自己，积极锻炼身体，强健体魄。

（2）与学校联系：告知校方关于孩子被欺凌的情况。

（3）寻求帮助：可以向当地的教育部门或儿童保护机构寻求帮助。

（4）培养孩子的自信和应对能力：要多带孩子参加社交活动，提供机会让孩子参与同伴社交，培养良好的社交能力。

（杨荣旺）

六

情绪管理

16. 为什么孩子
特别沉迷**电子产品**

　　沉迷电子产品或网络是指孩子无节制地使用手机、平板电脑等电子产品，明知该行为有害但仍无法有效自控，造成认知功能受损和身体损害，对情绪、学习、生活和社交等方面产生不良影响。

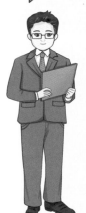

专家说

　　如果孩子特别沉迷于电子产品，一定是满足了孩子的某些需求。那么，使用电子产品可以满足孩子哪些需求呢？

　　1. 快感的需求　　网络的实时、多样、不确定等特性，能刺激大脑快速地分泌大量多巴胺，使孩子产生前所未有的愉悦感和成就感，缓解烦闷、焦躁、忧郁等情绪。但持续的高多巴胺活动，会消减孩子的忍耐性，让孩子无法等待通过努力获得成功的过程，从而只能通过增加使用电子产品时间来快速地获得同等的快感，逐渐变得沉迷。

　　2. 社交的需求　　网络的匿名性和自由性为性格内向敏感、社交能力差、同伴关系差的孩子提供了社交平台。孩子可以借助虚拟身份，大胆地表达自己的观点，更好地展现真实的自己，不用担心被别人批评和

指责，以便结识更多朋友，收获迫切渴望的友谊，获得归属感。

3. 关心和陪伴的需求　游戏的即时反馈机制和网络的实时交互性，帮助孩子轻松找到"玩伴"，收到即时且实在的反馈，获得情感上的支持和关注。家长常年不在家、家长对孩子理解和关心不多、家庭环境恶劣、家庭教育过于严格等情况，都促使孩子把对家长的依赖和情感转移到了陪伴自己的游戏和网友上，从而填补内心的空虚和孤独，缓解不安全感，进而导致沉迷网络。

4. 认同感的需求　如果家长和老师给孩子太多的责备、否认和失望，容易给他们带来很大的挫败感，促使孩子到电子产品中来寻求渴望的尊重和认同。在游戏中，他们可以通过升到更高的等级、拥有先进的装备、较高的排名来获得其他玩家的欣赏和崇拜，实现自我价值。在社交软件中，通过找到和自己有共同爱好的网友，组建自己的群体，实现群体身份的认同。

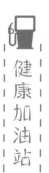
健康加油站

孩子沉迷电子产品怎么办

　　为了预防孩子沉迷电子产品，家长要引导孩子科学使用电子产品，注意多陪伴和倾听孩子，及时了解孩子的情感和需求，采取科学的教育方式，营造温馨的家庭氛围，培养孩子多方面的兴趣，鼓励孩子多参加户外活动，增强孩子在现实生活中的安全感、愉悦感、成就感和归属感。

（杨荣旺）

17. 为什么孩子总爱**生闷气**

经常有家长说，我家孩子总爱生闷气，比如生活中发生一些他不喜欢的事情，他内心可能有不满、生气等情绪，但他压抑着不直接说出来，总会闷闷不乐、摆脸色、一言不发，甚至会把自己关在房间里。家长很困惑孩子到底怎么了，也不知道应该如何应对。那么，为什么孩子会经常生闷气呢？

关键词

生闷气 情绪表达

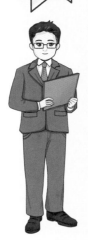

情绪的表达形式有很多种，生闷气也是孩子的一种情绪表达方式。情绪会通过生理反应、身体动作、面部表情、言语，或者诗歌绘画歌唱等各种形式来表达。生闷气就是孩子选择用表情、身体动作来做表达，而没有用语言表达等更恰当的形式表达。这样的孩子有时还会有情绪低落、易怒、沉默寡言、回避社交、食欲不振、睡眠障碍等情况。

孩子生闷气跟哪些因素有关呢？

（1）年龄和个人气质因素：3 岁左右的孩子开始尝试用情绪词汇表达自己并通过逐步练习掌握用语言来表达情绪，这个过程是成长中必经过程，有时要持续数年。另外，有些孩子天生内向，不擅长用语言表达。

（2）不良互动和环境因素：如果父母长期通过不良

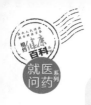

的方式与孩子互动，孩子可能无法学习恰当地表达情绪。再者，如果孩子在尝试用语言表达情绪时家长采取忽视，也会导致孩子认为自己说什么是没有用的，继而放弃用语言表达情绪。另外，如果家庭成员不常用语言表达情绪，孩子也会学不到正确的表达方式。

（3）生活事件的应激和疾病因素：孩子可能因为某些事件、人际关系问题或学业压力而感到情绪压抑。有些患有抑郁症、焦虑症等疾病的孩子也容易情绪波动。

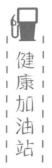

如何应对孩子"生闷气"

首先，家长需要通过敏锐地观察来觉察、识别孩子的情绪，帮助孩子认识和定义不同的情绪，如高兴、生气、悲伤等，家长还可以示范用清晰、简洁的语言表达情绪："我现在很生气，因为……"

其次，家长要理解和接纳孩子的情绪。可以对孩子说："我理解你，如果换作是我经历了发生在你身上的事情，我也会感觉到很苦恼……"

最后，家长需要帮助孩子学会控制和管理自己的情绪。可以通过示范、引导等方式，教他们处理自己的情绪，理解和接纳他人的情绪。同时还要提供一个安全、舒适的环境，让他们在遇到困难和挫折时有一个可以依赖的地方。

（杨荣旺）

18. 孩子总是**嫉妒他人**怎么办

嫉妒是儿童将自己与别的小朋友作比较而产生的负面情绪，指当儿童看到他人的某些东西比自己强，而自己当下无法拥有或胜过时，所产生的一种不安、烦恼、痛苦、怨恨，以及企图破坏他人优越状况的复杂情感。

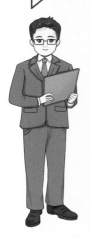

生活中，孩子嫉妒的范围很广，表现形式也多种多样，归纳起来主要有这几种情形：①不能容忍身边亲近的大人疼爱别的孩子；②不能容忍家长、老师表扬别的儿童；③排斥拥有比自己玩具、用品、零食多而又不和自己共享的伙伴。那么，有哪些原因会使儿童产生嫉妒呢？

嫉妒是儿童成长过程中一个无法回避的话题。由于孩子的思维方式是以自我为中心的，情绪反应强烈，自控能力差，尚不能进行理性的思考，因此他们会依据外界事物对他们的利与弊，做出直接、简单的情绪反应。他们希望能够得到父母和老师的宠爱，希望老是处于受表扬的优越者的地位，生活学习中不能接受任何挫折。他们不能分析这种心态是否客观合理，也不会对这种心态进行自我调节。

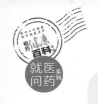

　　孩子出现了嫉妒心理时，家长首先应该了解孩子嫉妒的起因，倾听孩子的心理感受，理解他们无法实现自己的愿望所产生的痛苦情绪，同时给予孩子充分的关注和爱，帮助孩子建立充足的安全感和信任感。要关注孩子的进步，及时给予赞许，让孩子了解自己的能力和力量，激发孩子的自我意识和自信心。其次，家长应该帮助孩子正确分析与他人产生差距的原因。孩子一般不具备对事物进行全面分析的能力，往往会将自己的嫉妒简单地归责于自己或所嫉妒的对象。家长应帮助其正确与他人进行比较的方法，以积极的方式缩短实际存在的差距。最好，家长应培养孩子豁达、乐观的性格，教育孩子理解人与人之间客观存在的差异性，帮助孩子建立"你好，我也好"的思维模式；引导孩子充分发挥自己的长处，扬长避短，用自己的成功来赢得别人对自己的赞赏。

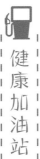

　　嫉妒具有一定的普遍性。偶有嫉妒情绪属于正常情况，但是如果嫉妒情绪过多过强，就可能会影响儿童学习，交友，甚至出现一些躯体性不适的情况，长期处于嫉妒情绪中，它就可能成为孩子人格的一部分。因此，需要我们及时而有效地对儿童进行教育引导。

（杨荣旺）

第四章

常见疾病

一

呼吸系统
疾病

1. 为什么孩子只是**咳嗽** 医生却诊断**哮喘**

　　咳嗽变异性哮喘是一种特殊类型的哮喘，以咳嗽为唯一或主要表现，通常无喘息、胸闷、气促等症状。由于其缺乏典型的哮喘症状，很容易被误诊为支气管炎、支气管肺炎等，以致延误病情。

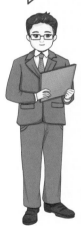

专家说

　　经常有家长发出疑问："我的孩子只是咳嗽，从来没有喘，为什么医生会诊断哮喘呢？"并非所有的哮喘患者都会喘，有一种特殊类型的哮喘称为咳嗽变异性哮喘。如果孩子反复咳嗽，尤其是夜间、清晨或运动后明显，用了多种抗菌药物治疗效果都欠佳，而雾化效果明显，但停了雾化咳嗽又反复，这时候就要警惕咳嗽变异性哮喘的可能了。咳嗽变异性哮喘与典型的哮喘一样，好发于特应性体质的孩子，这类孩子大多有湿疹、变异性鼻炎或食物药物过敏等病史。

　　反复咳嗽持续时间久，怀疑咳嗽变异性哮喘，进行哪项检查最为关键呢？

　　对于年长儿童（5岁以上）可进行肺通气功能、支气管舒张试验或支气管激发试验等，如果检测结果阳性可以诊断咳嗽变异性哮喘。但值得注意的是，肺功能检查结果阴性也不能完全排除咳嗽变异性哮喘。如果医生仍高度怀疑是咳嗽变异性哮喘，或者年幼儿童不能配合完成肺通气功能检查，可进行"诊断性治疗"，即按照哮喘治疗1~2周，如果咳嗽症状明显改善，也可证实咳嗽变异性哮喘的诊断。

并非所有的哮喘患儿都会喘，如果孩子咳嗽时间长，符合咳嗽变异性哮喘的特点，家长就需要积极带孩子去呼吸专科就诊，进行相关的检查，并配合医生进行治疗，这样才能让孩子尽快恢复正常的运动、生活和学习。

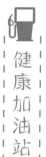

肺功能检查是目前儿童呼吸领域应用广泛的一项无创、无痛苦、无辐射检查，可以反映气道的通气功能。肺功能检查除了常规的肺通气功能检查，还有潮气呼吸检查、脉冲振荡检查、支气管舒张试验、支气管激发试验等，可由医生根据患者的年龄、配合程度以及病情进行选择，从而满足不同的检查需求。

肺通气功能检查主要用于 5 岁以上儿童。检查时5 岁以上的孩子含住咬嘴，在专业人员的指导下完成不同节律和深度的呼吸，仪器就可以收集到孩子的常规肺通气功能数据。肺功能检测对儿童慢性咳嗽（咳嗽>4 周）的鉴别、儿童哮喘的早期诊断、治疗效果及预后判断具有重要意义。

（张园园）

2. 孩子得了**哮喘**
应该如何**治疗**

支气管哮喘（简称哮喘）是儿童期最常见的慢性呼吸道疾病，其治疗原则是长期、持续、规范和个体化。哮喘的治疗以抗炎为基础，治疗药物可以分为控制药物和缓解药物。

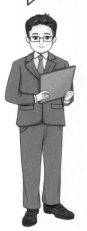

专家说

很多家长一听说孩子得了哮喘，就很着急、很紧张，不知道该怎么办才好。总是会问，得了哮喘应该怎么治疗，需要一辈子用药吗？

哮喘治疗的目标在于达到哮喘症状的良好控制，维持正常的活动水平，同时尽可能减少哮喘急性发作、肺功能不可逆损害和药物相关不良反应。哮喘的控制治疗应尽早开始，药物是其治疗的核心。哮喘治疗包括急性发作期的治疗和慢性持续期的治疗。

急性发作期使用的药物是缓解药物，其使用时机是哮喘急性发作，也就是孩子突然出现喘息、咳嗽、气促和胸闷等不适时。缓解药物的目的是缓解症状。常用的缓解药物包括速效 β_2 受体激动剂（如沙丁胺醇、特布他林等）、全身糖皮质激素（如注射用甲泼尼龙琥珀酸钠等）、抗胆碱能药物（如异丙托溴铵）、短效茶碱（如氨茶碱）等。

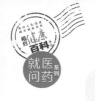

　　慢性持续期治疗的药物是控制药物。哮喘是气道慢性炎症性疾病，所以控制药物需要坚持长期使用；但也并不意味着患儿需要一辈子用药，如病情得到良好控制，在专业医生的指导下可以逐渐减量直至停药。常用的哮喘控制药物，优选的是吸入糖皮质激素，是目前最有效的抗炎药物。家长千万不要"谈激素色变"，因为吸入糖皮质激素虽然也是"激素"，但只是局部气道吸入给药，其局部抗炎作用强，但全身不良反应少。此外，控制药物还有白三烯受体拮抗剂、长效 β_2 受体激动剂、缓释茶碱、全身糖皮质激素等。

　　由于个体差异，哮喘的用药不存在绝对的最好、最快、最有效，应在医生指导下根据孩子的年龄、病情选择最合适的药物。

　　除了药物治疗，其他治疗也很重要。首先应避免接触过敏原，去除各种诱发因素（如二手烟、呼吸道感染、气候变化等）。其次哮喘的教育和管理也很重要，哮喘的治疗不但需要医护人员的正确指导，更需要患儿及家长的积极配合，按医嘱规范用药，并定期复诊和随访。哮喘的管理与防治教育是提高疗效、减少复发、提高患儿生活质量的重要措施。

（张园园）

3. 为什么孩子**咳嗽** 总是**反反复复**

咳嗽是儿童呼吸道疾病最常见的症状，反复咳嗽首先需要明确原因，需要注意鉴别是反复呼吸道感染，还是慢性咳嗽。

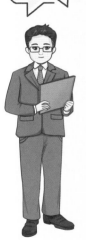

专家说

咳嗽是一个常见症状，几乎每个孩子都会遇见，经常听到家长说"孩子感冒后咳嗽 1~2 个月都没好，反反复复，到底怎么办？"面对孩子咳嗽，有些家长如临大敌，想尽各种办法给孩子止咳，深怕咳成肺炎，殊不知咳嗽是名副其实的"背锅侠"。

首先我们来了解下什么是咳嗽？咳嗽是呼吸道的防御性反射动作，是机体的一种自我保护反应，在呼吸道黏膜受到炎症、过敏原、异物等刺激时，咳嗽能够尽快将这些有害物质排出体外，是呼吸道疾病最常见症状之一。

导致孩子反复咳嗽一般有两种可能的情况。

（1）反复间断性咳嗽：每两次咳嗽的病程间隔时间在 7 天以上，这种情况如果一年内有多次需考虑"反复呼吸道感染"。反复间断性咳嗽的常见病因是特定病原体（如病毒、细菌、肺炎支原体等）引起的上呼吸道和／或下呼吸道感染，如感冒、气管炎、肺炎等。

（2）长期持续的咳嗽：若咳嗽症状持续的时间超过4周，即属于慢性咳嗽。慢性咳嗽常见的病因包括：①上气道咳嗽综合征，是指各种鼻炎、鼻窦炎、腺样体肥大等上气道疾病引起慢性咳嗽，一般是有痰的咳嗽，咳嗽以晨起或体位变化时为甚，伴有鼻塞、流涕、咽干并有异物感和反复清咽等症状；②咳嗽变异性哮喘，孩子一般表现为干咳，常在夜间和／或清晨发作，运动、遇冷空气后咳嗽加重，抗菌药物治疗无效，用雾化等抗哮喘治疗效果明显，同时孩子可能有湿疹、鼻炎等过敏性疾病史，以及家长有过敏性疾病史；③其他引起慢性咳嗽的原因还有很多，如感染后咳嗽，胃食管返流、心因性咳嗽、异物吸入等。

如果存在慢性咳嗽建议去医院就诊，进一步查明原因，再进行相应的治疗。

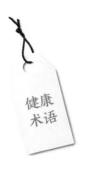

咳嗽变异性哮喘： 是以慢性咳嗽为主要临床表现的一种哮喘的潜在形式。临床上主要表现为咳嗽持续或反复发作超过1个月，常伴夜间或清晨发作性咳嗽，痰少，运动后加重，临床无感染表现，或经较长时间抗生素和镇咳药治疗无效，用支气管扩张剂可使咳嗽发作缓解，往往有个人或家族过敏史。

（张园园）

4. 为什么孩子一上**幼儿园**
就容易**感冒**

步入幼儿园是孩子集体生活的开始，也是对孩子身心及免疫力的考验，需要家长和孩子积极应对及准备。

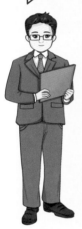

专家说

幼儿园孩子多，一个感冒，其他孩子就很容易被传染。不过为什么同一所幼儿园的孩子，有的什么事都没有，有的却屡屡中招呢？

大家熟知的"感冒"，医学上称为急性上呼吸道感染，指的是由各种病原（如病毒、细菌、支原体等）引起的上呼吸道的急性感染，是小儿最常见的疾病，该病主要侵犯鼻、鼻咽部和咽部。症状有鼻塞、流涕、喷嚏、咳嗽及咽痛等，有时会伴有发热、烦躁不安、头痛、全身不适、乏力及食欲不振等。

小朋友在幼儿园容易感冒首先与孩子免疫系统发育不完全、免疫力低有关。孩子最初的免疫力来自母亲，通常 6 个月后逐渐消失，随后孩子会通过各种方式（营养摄入、疫苗接种、"实战对抗"）来提升自己的免疫力，这个过程需要时间，在免疫系统没有发育完全之前，免疫力通常比较脆弱。其次跟孩子不适应入园生活有关，孩子的免疫系统还处于发育过程中，刚入园接触集体生活，对孩子来说，会受到身体和心理的双重挑战。孩子会面临分离焦虑、环境变化、规则挑战、人际交往等问题，当心理压力增大，焦虑不安，身体免疫力也会受到影响，更容易感冒生病；同时更为重要的是，幼儿园孩子多，容易交叉感染。此外还有饮食不当，营养失衡，过敏物质的接触，比如宠物、毛绒玩具、螨虫等都会对免疫系统和呼吸系统造成影响。

如何预防孩子反复感冒呢？

家长和老师可以帮助孩子做好心理准备，并使其逐渐适应幼儿园生活；注意个人卫生，勤洗手，适时增减衣物，感冒未康复时不要急着恢复上学；培养良好的饮食习惯，鼓励孩子饮食多样化；保证充足的睡眠，参加适当的体育锻炼，增强体质；最后按时接种疫苗，对守护孩子健康也非常重要。

（张园园）

5. 如何区别孩子患上
流行性感冒还是普通感冒

当孩子出现发热、咳嗽、鼻塞等上呼吸道症状时，需判断孩子患上的是流行性感冒还是普通感冒。流行性感冒属于传染性疾病，可以从流行病学史、症状轻重、病原学检测等方面进行鉴别。一旦诊断为流行性感冒，应尽早应用抗病毒药物。

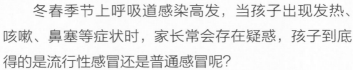

冬春季节上呼吸道感染高发，当孩子出现发热、咳嗽、鼻塞等症状时，家长常会存在疑惑，孩子到底得的是流行性感冒还是普通感冒呢？

流行性感冒简称"流感"，是由流感病毒感染引起的急性呼吸道传染病，流感病毒主要通过呼吸道飞沫传播，也可以通过口腔、鼻腔、眼睛等黏膜接触传播。流行性感冒属于传染性疾病，多有接触史，传染期在1周左右，病初2~3天时传染性最强。一般急性起病，有发热，体温高达39~40℃，伴畏寒、全身肌肉关节疼痛、疲乏、头痛、食欲减退等全身症状，年幼患儿可有呕吐、腹泻、拒奶，而咳嗽、鼻塞、流涕、咽痛等局部症状轻微。流感患儿可应用抗病毒药物，首选奥司他韦，在症状出现48小时内应用治疗效果最好，但治疗时间不受48小时限制，48小时后应用仍有益处。对于5岁以上的患儿，抗病毒药物也可以选择玛巴洛沙韦。同时需注意休息，多喝水，维持水电解质平衡，进食易消化和富有营养的食物。每年接种流感疫苗是预防流感最有效的手段。建议6月龄以上且无接种禁忌的孩子都应该接种流感疫苗。

普通感冒，俗称"伤风"，常见的病原有鼻病毒、呼吸道合胞病毒及副流感病毒等。普通感冒症状较轻，主要表现为喷嚏、鼻塞、流涕、咽痛及咳嗽等；部分伴有发热，以中低热为主；乏力、头痛、肌肉酸痛等全身症状很轻，多无严重并发症。一般病

流行性感冒 普通感冒

程短，症状多在 3~5 天后迅速缓解，但流涕、咳嗽等症状持续时间相对较长。普通感冒是自限性疾病，症状通常在 10 天左右即可缓解，对于免疫功能正常的小孩，不建议使用抗病毒药物治疗。

流感或普通感冒除了从症状上可以初步鉴别外，医生也会结合病原学检测结果来进一步明确，比如检测病毒抗原、核酸等。在预防上不管是流行性感冒还是普通感冒，都要保持良好的卫生习惯，咳嗽或喷嚏时用纸巾、毛巾等遮住口鼻。勤洗手，尽量避免触摸眼睛、鼻或口；同时要均衡饮食、适量运动，保证充足的休息。

（张园园）

6. 孩子得了**肺炎**
应该如何治疗

儿童患上肺炎一般采用综合治疗，原则为改善通气、控制炎症、对症治疗、防止和治疗并发症。对于抗感染治疗，需要根据病原选择是否应用抗菌药物，根据病情选择口服、静脉或住院治疗；同时要注意识别重症肺炎，以减少并发症的发生。

专家说

家长一听说孩子得了肺炎就很紧张，经常问医生，孩子患上肺炎是不是一定要用抗菌药物，是不是一定要输液治疗？是不是一定要住院治疗？

对于肺炎的抗感染治疗，在疾病诊断明确的前提下首先要判断肺炎的严重程度。轻症肺炎，可在门诊治疗，根据小朋友的具体情况选择口服药物或者静脉输液治疗；重症肺炎，建议住院治疗，初始经验性治疗多选择静脉输液治疗。

肺炎的初始治疗一般是根据患者情况综合分析引起肺炎的可能病原体，进行经验性抗感染治疗。病毒性肺炎，如流感病毒引起的肺炎可以选择抗流感药物，其余病毒引起的肺炎，抗病毒药物疗效尚存争议，一般不建议使用。细菌性肺炎或者非典型肺炎（如肺炎支原体肺炎），建议在医生的指导下选择合适的抗菌药物。病原体明确后再根据不同的病原及前期治疗反馈选择不同的抗菌药物。有些重症肺炎可能还需要吸氧，使用糖皮质激素、支气管镜、丙种球蛋白等治疗措施。

在肺炎治疗过程中需警惕容易发展成重症肺炎的患儿，存在以下情况之一的孩子就需要重点关注：①有基础疾病史，包括先天性心脏病、支气管肺发育不良、呼吸道畸形、遗传代谢疾病、脑发育不良、神经和肌肉疾病、免疫缺陷、贫血、Ⅱ度以上营养不良等；②3月龄以内的婴儿；③经积极治疗病情无好转，病程超过1周。

肺炎 治疗

孩子得了肺炎之后，除了上述提到的药物治疗外，还需保持室内空气流通，保持适宜的温度和湿度；给予易消化、有营养的食物；注意补充液体，保持水、电解质平衡；清理呼吸道分泌物，保持气道通畅；婴儿喂奶时每次不能过饱，主张少量多次；注意隔离，以防交叉感染。

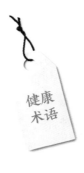

支气管肺发育不良：是新生儿的一种慢性肺部疾病，通常由长期机械通气引起，发生率和早产儿的胎龄以及生后补充氧气的量和时间有关。

（张园园）

二

消化系统
疾病

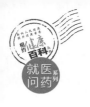

7. 出现呕吐一定是
消化不良吗

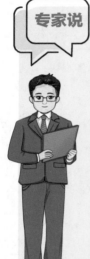

呕吐是通过胃的强烈收缩迫使胃或部分小肠内容物经食管、口腔而排出体外的现象。消化道疾病本身和很多消化道外疾病均可以引起呕吐，所以不是出现呕吐就一定是消化不良。

专家说

引起呕吐的病因很多，大致可分为下列几大类。

1. 消化道疾病　食管、胃及十二指肠疾病，如胃食管反流、急慢性胃炎、消化性溃疡、功能性消化不良及周期性呕吐；肠道疾病，如急性阑尾炎、肠梗阻、肠套叠、腹型过敏性紫癜等；肝胆胰疾病，如急性肝炎、胰腺炎、胆囊炎；腹膜及肠系膜疾病，如急性腹膜炎等。

2. 消化道外疾病

（1）神经系统疾病：各种颅内感染、脑血管疾病、颅脑损伤、占位、前庭功能异常以及屈光不正等。

（2）呼吸系统疾病：肺炎、呼吸道感染等。

（3）心血管系统疾病：心肌炎、心律失常等。

（4）泌尿生殖系统疾病：泌尿系感染、结石、卵巢囊肿蒂扭转、嵌顿疝及睾丸扭转等。

（5）内分泌及代谢异常：糖尿病酮症酸中毒、肾上腺皮质功能不全、低血糖、低钠血症、多种遗传代谢性疾病等。

3. 药物及毒物 许多药物都可以导致呕吐，如常用的抗生素阿奇霉素、红霉素，以及一些抗癌药物、感冒药物等，都可以对胃肠道黏膜产生刺激作用引起呕吐。而误食一些被毒物如鼠药污染的食物，首发症状也通常表现为呕吐。

4. 精神心理因素 大脑与肠道之间通过多种神经内分泌机制存在密切的双向交互作用，当孩子心理压力过大、存在强烈的情绪波动或经历应激事件时，脑-肠的正常互动就会受到干扰，进而导致一系列消化系统症状的出现，其中就包括呕吐；此外，还往往伴随有神经系统症状和心理障碍，如心慌、胸闷、头痛、焦虑及抑郁等。

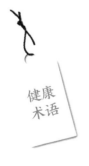

健康术语

功能性消化不良

消化不良主要分为功能性消化不良和器质性消化不良。儿童多为功能性消化不良，要诊断功能性消化不良，至少患儿需在2个月内符合以下1项或多项条件，且每个月症状出现至少4天：①餐后饱胀；②早饱；③上腹部疼痛；④上腹部烧灼感；⑤经过适当评估，症状不能用其他疾病来完全解释。

（李小芹）

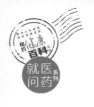

8. 哪些症状提示孩子
肠道存在寄生虫

肠道寄生虫

蛔虫

肠道寄生虫有许多种类，包括蛔虫、蛲虫、钩虫、绦虫及溶组织内阿米巴等，寄生在人体内可引起腹痛、腹胀、恶心、呕吐、腹泻、食欲下降及消化不良等消化道症状，根据寄生虫种类不同以及寄生部位的不同，还可有发热、荨麻疹、肛周瘙痒、磨牙、癫痫发作及贫血等多种表现。

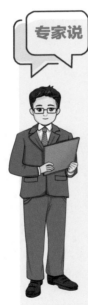

专家说

儿童最常见的寄生虫感染主要是蛔虫、蛲虫。随着我国文化卫生水平的提高，近年来儿童蛔虫感染发病率逐年下降。由于蛔虫具有钻孔习性，在孩子机体不适或大量食入辛辣食物或服用驱虫药物剂量不当等因素刺激下，可引起胆道蛔虫症、蛔虫性肠梗阻、蛔虫性胰腺炎或阑尾炎等，出现剧烈腹痛、呕吐、腹胀，是儿科急腹症之一。蛲虫病患儿多为幼儿及学龄前儿童，除消化道症状外，常出现肛周及会阴部难以忍受的瘙痒感，夜间较重，患儿常有睡眠不安、易惊醒、磨牙等症状，有些出现泌尿系上行感染。慢性肠道寄生虫感染可导致儿童长期吸收不良，影响生长发育。

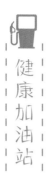

怀疑孩子寄生虫感染怎么办

儿童处于生长发育的关键时期，若寄生虫长期寄居在体内，可造成营养不良、生长发育障碍，重者甚至会影响智力发育。当孩子长期出现腹痛、食欲下降、恶心、呕吐、腹泻等症状时，若常规治疗效果差，应考虑有肠道寄生虫感染的可能，若出现肛周瘙痒、剧烈腹痛、高热、癫痫发作、皮下结节等症状，尤其是伴有生长发育落后时应及时就医，完善相关检查排除肠道寄生虫感染。

（李小芹）

9. 孩子出现哪些**腹痛**
需要及时就诊

腹痛是临床常见的症状，多数由腹部脏器疾病引起，但腹腔外疾病及全身性疾病也可引起。反复发作的腹痛严重影响儿童的生活质量，外科急腹症甚至危及生命。由于腹痛的病因较多，机制复杂，临床极易误诊，因此，必须认真了解病史，进行全面体格检查和必要的辅助检查进行综合分析。

关键词

腹痛　就医

专家说

根据起病缓急、病程长短，腹痛可分为急性腹痛和慢性腹痛。

1. 急性腹痛　起病急，腹痛明显，多为器质性疾病。包括腹腔内脏器的急性炎症、空腔脏器阻塞或扩张、脏器扭转、腹膜炎症、腹腔内血管阻塞及腹壁疾病；腹腔外器官疾病所致的腹部牵涉痛，如呼吸系统疾病大叶性肺炎、心血管疾病心肌梗死、泌尿生殖系统疾病输尿管结石，还有全身性疾病如尿毒症、铅中毒等所致的腹痛。

2. 慢性腹痛　起病缓，腹痛相对较轻，但反复发作，儿童功能性腹痛较多见。器质性疾病包括腹腔脏器局部慢性炎症、消化性溃疡、脏器轻度扭转或梗阻、脏器包膜的牵张以及肿瘤的压迫与浸润，还有全身性疾病如中毒、代谢障碍以及心理因素等。

天气或气温变化（如气温骤降或骤升），进食大量冷饮、过多油腻或不洁食物，外伤，过度劳累，睡眠不足等因素都可能会诱发腹痛。多数腹痛情况并不严重，部分可自行缓解。可以先观察腹痛的位置，揉一揉肚子。如果孩子腹部柔软，按摩无痛苦表情，以下这些方法可能会对你有所帮助：①休息和补充水分，可以饮用适量的温水或淡盐水，以维持身体的水分平衡；②暂时避免食用油腻、辛辣、刺激性食物以及富含纤维素的食物（如蔬菜、水果等），应选择清淡易消化的食物（如米粥、面条、鸡肉等），饮食调整有助于减轻肠道负担，缓解症状；③用热水袋或热毛巾敷在腹部，可缓解肠道痉挛，减轻疼痛。若腹痛严重、不能缓解或反复出现，应及时前往医院就诊。尤其是在剧烈腹痛的同时伴有发热、黑便或血便、无法控制的呕吐和/或呕血、无尿、晕厥或昏迷，或者其他部位的疼痛（如胸痛）延续到腹部时，需紧急就诊。

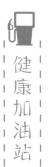

健康加油站

导致腹痛的常见病因

引起腹痛的病因多且复杂，如腹痛剧烈或伴有发热、黄疸、贫血、呕吐、腹胀及消化道出血等症状或慢性腹痛伴有生长发育障碍时应及时就诊。而一些没有任何伴随症状的轻度慢性腹痛，如果发作时间短暂，不影响儿童的日常生活及生长发育，而且发作间期一切正常，多为功能性腹痛，可以居家适当调整饮食、口服一些调节消化功能的药物观察，心理因素引起的还可以进行心理疏导。

（李小芹）

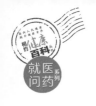

10. 孩子得了**脂肪肝**需要进行**药物治疗**吗

脂肪肝

药物治疗

脂肪肝，即肝脂肪性浸润，是各种原因引起的以肝细胞弥漫性脂肪变为病理特征的一种临床综合征。近年来我国儿童脂肪肝发病率逐年递增。高脂肪、高糖、高热量的膳食结构以及多坐少动的生活方式是引起儿童肥胖、脂肪肝的主要原因。

专家说

小儿脂肪肝首先是病因的治疗，如肝豆状核变性需要驱铜治疗及低铜饮食。饮食因素引起的轻度脂肪肝无需药物治疗，主要是生活方式的干预：肥胖儿童以运动为基础，并适当限制饮食，减少膳食中脂肪、总热量的摄入，并给足量维生素。重度脂肪肝尤其是严重脂肪性肝炎除饮食、生活方式干预外可予以药物治疗，如胰岛素增敏剂二甲双胍、抗氧化药物维生素 E 以及保肝药物等。大多数患儿在治愈原发病、改变饮食、适当增加运动后可以恢复，但少数患儿可进展至肝硬化。

健康加油站

随着儿童肥胖发病率的日益增多，在没有先天性代谢疾病的儿童和青少年中脂肪性肝病越来越受到重视，并已成为儿童和青少年公共卫生问题。除最多见的饮食因素以外，小儿脂肪肝还见于许多疾病，包括慢性消耗性疾病（如肺结核）、重度营养不良、遗传代谢性疾病（如糖原贮积症、肝豆状核变性等）、长期应用促肾上腺皮质激素、某些药物中毒（如磷、四氯化碳等）、全胃肠外营养等。小儿脂肪肝除伴随疾病的症状外，一般起病隐匿，病程常迁延，常因为健康体检发现转氨酶升高或肝脏超声扫描时被发现，应引起重视。

（李小芹）

11. 孩子感染**幽门螺杆菌**该如何治疗

幽门螺杆菌（helicobacter pylori，HP）感染在我国发病率很高，近年来儿童发病率也逐年递增，与儿童慢性胃炎、消化性溃疡等疾病密切相关，但并非所有 HP 感染者都需要治疗。

专家说

消化性溃疡、胃黏膜相关淋巴组织（MALT）淋巴瘤患儿必须根治 HP。慢性胃炎、胃癌家族史、不明原因的难治性缺铁性贫血、计划长期服用 NSAID（包括低剂量阿司匹林）患儿可考虑根治。

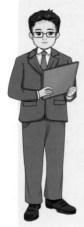

根除 HP 的常用药物包括抗生素（阿莫西林、甲硝唑、克拉霉素）、胶体次枸橼酸铋剂（患儿年龄需 >6 岁）、质子泵抑制剂（奥美拉唑等）等。

针对 HP 根除治疗失败的患儿应进行个体化治疗：可根据药敏试验结果选择有效抗生素，或使用分子检测方法（如原位免疫荧光杂交）检测克拉霉素的耐药性，也可延长治疗时间或加大药物剂量，或换用受 CYP2C19 基因多态性影响较小的 PPI 制剂如埃索美拉唑。

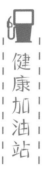

健康加油站

幽门螺杆菌治疗要多久

根除幽门螺杆菌需要应用 2 种以上抗生素，疗程较长，儿童尚处在生长发育期，而且容易再发，无明确适应证的儿童不建议根除 HP 治疗。

对多次根除治疗失败者，可考虑停药 3 个月或半年，使细菌恢复一定的负荷量，以便提高下一次治疗时 HP 的根除率。根除治疗失败，但症状缓解者，可暂缓再次根除治疗。

（李小芹）

12. 孩子**便秘**怎么办

便秘是儿童最常见的排便功能障碍之一。临床表现为大便干硬、排便困难、排便次数减少或时间延长，可伴有腹胀、拒食、烦躁、呕吐、便血等现象，长期严重便秘可以导致外痔，继发充盈性便失禁。

专家说

便秘可分为功能性便秘和继发性便秘两大类。

继发性便秘是因器质性疾病导致，如①胃肠道畸形及肿瘤；②内分泌代谢性疾病（如甲状腺功能低下、高钙血症等）；③肠道神经或肌肉疾病（如先天性巨结肠）；④脊髓病变；⑤某些药物及毒物（如鸦片、铁剂、维生素 D 中毒等）。须治疗原发病。

功能性便秘占儿童便秘 90% 以上，是儿童胃肠门诊最常见的就医症状之一。

在幼儿中，憋住排便行为是导致便秘的主要因素之一。这种行为通常是在儿童因大便干硬而出现排便疼痛后开始的。憋住排便和推迟排便会导致结肠和直肠长时间吸收水分，导致大便干硬，更难排出；少部分与饮食因素有关，如：牛奶喂养、食物中蛋白质含量超标、饮水量不足、膳食纤维摄入过低等。另有极少部分与心理行为异常及环境因素：如孤独症、排便疼痛、公厕恐惧症、环境改变等有关。

便秘　原因

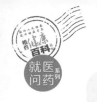

儿童出现便秘时，首先要到医院就诊，排除疾病导致原因。对于功能性便秘患儿，应教育患儿和家长了解功能性便秘的原因，去除诱发因素，保持正常的膳食纤维和液体摄入量以及正常的体力活动。还应增加带有奖励的如厕训练，每天最好是在饭后，每次5~10分钟，注意要有正确的姿势，膝盖高于臀部，脚部要有支撑。如厕训练年龄应在18~24月龄进行。几乎所有的儿童在4岁时就能成功控制排便。如果非药物干预后症状仍持续存在，则要到消化专科就诊。

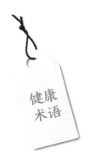

健康
术语

先天性巨结肠：是由于结肠缺乏神经节细胞导致肠管持续痉挛，通而不畅，粪便淤滞于近端结肠，近端结肠肥厚、扩张，是小儿常见的先天性肠道疾病之一。临床表现胎便排出延迟，顽固性便秘，营养不良。伴发小肠结肠炎是严重的并发症，腹胀严重、呕吐、腹泻，由于腹泻及扩大肠管内大量肠液积存，出现脱水、酸中毒、高热及血压下降症状，若不及时治疗，常有较高的死亡率。

（李小芹）

三

神经系统
疾病

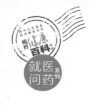

13. 为什么孩子得了
抽动障碍容易被误诊

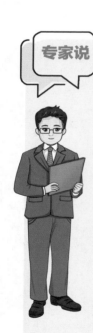

抽动障碍，又称抽动症，是于儿童期起病，以运动抽动和／或发声抽动为主要特征的常见神经发育障碍疾病之一。虽然抽动障碍不是重危疾病，但如果发病后不能很快得到控制，对患儿的学习、生活和社会交往等方面可能产生不良影响，也会给家庭造成较大的心理负担和经济负担。

专家说

抽动障碍主要表现为不自主的突然、快速、反复、无节律的一个或多个部位肌肉收缩而出现运动抽动和／或发声抽动，抽动的表现形式是复杂多样的，症状可以起伏波动、反复交替出现，临床缺乏特异性诊断指标，是根据抽动症状表现进行描述性诊断，因此误诊率较高。

抽动障碍容易被误诊的主要原因包括以下几点。

（1）部分医生对此病不熟悉，被多种多样的抽动症状所迷惑，如将清嗓子、干咳症状误诊为慢性咽炎；将眨眼、皱眉症状误诊为结膜炎；将耸鼻、吸鼻声误诊为慢性鼻炎；将肢体抽动误诊为癫痫等。

（2）家长对此病不认同，大多数家长因孩子出现眨眼、耸肩、清嗓子等症状而将其视为不良习惯未带到医院就诊，从而延误诊治。

（3）孩子对抽动症状有一定的控制能力，临床上病情较轻的患儿会有意掩盖其抽动症状，导致家长及医生不易察觉。

对抽动障碍的态度，应该是既不轻视，也不必惊慌失措。为减少误诊，需要做好孩子、家长、老师和社会大众的健康科普工作，了解抽动障碍的相关知识。当孩子出现抽动表现时，家长应及时带到医院就诊，以便于获得科学的诊断和规范的治疗。

健康加油站

抽动分为感觉抽动、运动抽动和发声抽动。

（1）感觉抽动：又称先兆冲动，是于运动抽动或发声抽动之前出现的身体局部不适感，如压迫感、痒感、痛感、热感、冷感或其他异样感等。

（2）运动抽动：指头面部、颈、肩、躯干及四肢肌肉的不自主、突发、快速收缩运动，如眨眼、挤眉弄眼、耸鼻、摇头、耸肩、腹肌抽动及四肢抽动等。

（3）发声抽动：是累及呼吸肌、咽肌、喉肌、口腔肌和鼻肌的抽动，这些部位的肌肉收缩通过鼻、口腔和咽喉的气流产生异样发声，如清嗓声、干咳声、怪异叫声等，少数孩子会不由自主地说脏话。

（刘智胜　肖　晗）

儿童抽动症常见吗

关键词

惊厥发作 脑部异常电活动

14. 孩子在家**惊厥发作**
该怎么办

　　惊厥发作是常见的小儿神经系统症状，是儿童时期常见的一种急性病症，孩子会出现呼之不应、口唇发绀、面色苍白、双眼上翻或向一侧凝视、口角流涎、四肢强直抖动，部分患儿伴有大小便失禁。当孩子惊厥发作时，家长往往手足无措，充满恐慌。在这种情况下，家属需保持冷静，采取有效的保护性措施，确保孩子安全，及时送医。

专家说

　　惊厥发作是由短暂的脑部异常电活动所引起，可发生于任何季节。引起惊厥发作的原因可分为感染性及非感染性两大类：感染性原因，包括脑炎、脑膜炎等颅内感染以及急性胃肠炎、重症肺炎等颅外感染；非感染性原因，包括颅脑损伤、缺氧、出血等颅内疾

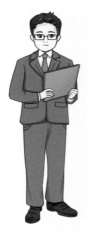

病，以及电解质紊乱、中毒等颅外疾病。其中热性惊厥是儿童时期惊厥最常见的原因，多见于 6 月龄至 6 岁，患病率高达 3%~5%。

当孩子在家中发生惊厥发作时，家长首先要保持冷静，不要惊慌失措，大多数惊厥发作在 5 分钟内可自行停止。其次，要确保孩子的安全，将孩子置于安全的硬质平面上，防止跌落或损伤，并将孩子的头偏向一侧，解开衣领，清除口鼻分泌物，保持呼吸道通畅，防止窒息及误吸，同时密切观察孩子的抽搐情况，注意是否有其他症状出现；有条件情况下可录制发作时期的视频，以便就医时医生参考。当孩子抽搐时间超过 5 分钟应及时尽快送医，避免惊厥持续状态导致的脑损伤，当抽搐时间不足 5 分钟，惊厥导致脑损伤的风险相对较低，待一般情况稳定后再送医明确病因。

在紧急情况下，过度紧张的家长常常会有一些错误操作，一定要注意避免。

（1）不要强行制止孩子发作：有些家长会强制按压孩子的胳膊、双腿等部位，试图通过外界力量制止孩子抽搐，这种按压非但不能终止发作，严重时甚至会导致孩子骨折。

（2）勿刺激孩子：有些家长试图采用掐人中、按压虎口等位置缓解患儿抽搐，强烈的疼痛刺激并不能终止发作，用力按压可能损伤孩子皮肤，引起感染。

（3）不要往嘴巴里塞任何东西：有些家长害怕孩子抽搐时

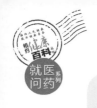

咬伤自己，会尝试撬开孩子嘴巴，塞毛巾、筷子甚至自己的手指，这样可能会造成孩子二次损伤或窒息。

（4）其他：部分地区还存在惊厥发作时给孩子针刺放血或烧灼肚脐周围"止惊"的做法，更不可取。

（许婉冰 孙 丹）

15. 出现**热性惊厥**的孩子一定会发展为**癫痫**吗

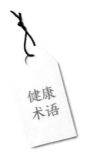

健康术语

遗传性癫痫伴热性惊厥附加症：是一种与热性惊厥密切相关的癫痫综合征，是指6岁内存在热性惊厥的患儿，出现了无热惊厥发作或6岁后仍有惊厥发作，惊厥时伴或不伴发热特点。大多预后良好。

热性惊厥是儿童期惊厥最常见的原因，多见于6月龄至6岁，患病率高达3%~5%，但大多预后良好，不需要长期抗癫痫发作药物治疗。而癫痫在任何年龄均可发病，但儿童及老年患者相对常见，医师会根据患者癫痫发作情况决定是否需要长期抗癫痫发作药物治疗。

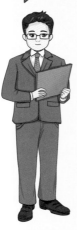

专家说

热性惊厥是指 6 月龄至 6 岁儿童，既往没有出现无热惊厥病史，在一次热程中（通常在发热病程 3 天内，尤其是第一个 24 小时内，发热时腋温 ≥ 38℃）出现的惊厥发作，需注意排除中枢神经系统感染及导致惊厥的其他原因。

癫痫是一种由于大脑神经元同步化异常放电导致反复癫痫发作的慢性脑部疾病，具有反复发生、突发突止、形式刻板等特点，大多数癫痫发作时不伴有发热。故癫痫没有年龄限制，部分癫痫患者可能终生患病。

热性惊厥有发展为癫痫的风险，但概率较低，一般单纯性热性惊厥发展为癫痫的概率为 1%~1.5%，复杂性热性惊厥发展为癫痫的概率为 4%~15%。具有下列危险因素的患儿发展为癫痫的风险相对略高：①神经系统发育迟滞，如智力、语言、运动等发育落后于同龄儿童；②一级亲属有特发性或遗传性癫痫病史，即患儿父母或兄弟姐妹患有遗传性或不明原因性癫痫；③复杂性热性惊厥（包括 1 次热程中出现 2 次热性惊厥或热性惊厥持续 15 分钟以上或惊厥表现为局灶性发作）。

临床需警惕部分热敏感癫痫综合征如 Dravet 综合征、遗传性癫痫伴热性惊厥附加症等，早期可呈现为热性惊厥特点，后期出现无热惊厥等特点而被诊断为癫痫。医师需根据患儿发作时年龄、体温、发作形式、

热性惊厥　癫痫

病程演变等特点综合判断。

综上所述。大部分热性惊厥不会发展为癫痫，但少部分患儿仍有发展为癫痫的可能。

（钱乔乔　刘智胜）

腰椎穿刺检查　脑脊液

16. 为什么有些患儿需进行

腰椎穿刺检查

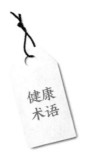

脑脊液是一种无色透明液体，充满在脑室、蛛网膜下腔和脊髓中央管内，由脑室系统脉络丛不断产生，并在颅脑及脊髓的蛛网膜下腔中循环，最终由蛛网膜颗粒回吸收，每 6 小时如此循环 1 次。有一些疾病中，脑脊液会发生改变，用于疾病的诊断和治疗。

脑脊液： 是脑室系统脉络丛产生的一种液体，在颅内与脊髓的蛛网膜下腔循环。

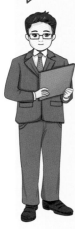

腰椎穿刺检查可明确颅内压力、检查脑脊液细胞数、生化、病原体、致病抗体、寻找肿瘤细胞等。

因此，对于存在下列情况的患儿建议进行腰椎穿刺检查。

（1）患儿疑诊中枢神经系统感染时可通过脑脊液检查，明确感染性质。

（2）患儿疑诊中枢神经系统免疫性疾病时，进行腰椎穿刺检查可协助诊断。

（3）患儿疑诊蛛网膜下腔出血且头颅 CT 阴性时，腰椎穿刺检查可协助确诊或排除诊断。

（4）患儿疑诊高颅压或低颅压头痛时，通过腰椎穿刺检查脑脊液压力可协助确诊。

（5）疑有脑膜白血病患儿，可通过腰椎穿刺检查寻找肿瘤细胞。

（6）患儿疑诊吉兰巴雷综合征或慢性炎性脱髓鞘周围神经病时，通过腰椎穿刺检查脑脊液中的蛋白细胞分离现象有助于协助诊断。

（7）特殊疾病（如葡萄糖转运子 1 缺陷、发作性睡病 1 型等）患儿需通过腰椎穿刺检查协助诊断。

（钱乔乔　孙　丹）

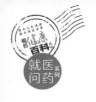

17. 孩子**发热**伴有**惊厥**发作一定是**脑炎**吗

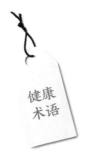

健康术语

脑炎：指精神状态改变，包括意识水平下降、嗜睡或精神行为异常持续 ≥ 24 小时并排除由其他原因引起的脑病。

孩子发热伴有惊厥发作不一定是脑炎，但也可能是其他神经系统疾病的症状，如热性惊厥、感染中毒性脑病、代谢紊乱等。对发热伴有惊厥的孩子，家长需密切观察患儿精神状态，若出现持续抽搐 ≥ 5 分钟不能缓解或明显意识障碍（包括精神萎靡、嗜睡、昏睡及昏迷等），需及时就医。

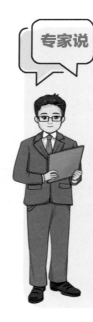

专家说

发热伴有惊厥发作是一个复杂的评判过程，需要依据孩子的起病年龄、意识状态、是否伴有其他神经系统症状及相关辅助检查等综合评估。若出现持续 24 小时以上的意识障碍或精神行为异常，需考虑急性脑炎的可能性，临床多表现为发热、频繁抽搐，伴头痛、呕吐、精神萎靡、嗜睡、烦躁不安及胡言乱语等，婴儿则有前囟饱满、张力增高与头围增大等。家属需密切关注孩子的状态及时就医，入院后需根据孩子状态，有序完善颅脑影像学检查、脑电图、血糖和电解质等协助诊断，临床怀疑脑炎时，需进一步行腰椎穿刺检查脑脊液是否存在炎性改变，以及检查脑脊液中是否有病原体或致病性抗体等进行确诊。

同时，发热伴惊厥发作也见于其他疾病，如热性惊厥。热性惊厥是儿童时期最常见的抽搐性疾病，与发热性疾病中体温骤然升高有关，通常发生于发热后 24 小时内，孩子一般热退后精神反应如常，发病年龄以 6 月龄至 6 岁较多见，儿童期患病率为 3%~5%，大多数预后良好，热性惊厥的原因不清，与家族遗传、儿童神经系统发育不成熟、髓鞘形成不完善等有关。还有少部分惊厥发作与一些继发性因素有关，如代谢紊乱等，例如重度脱水、低血钙、低血钠、高血钠及低血糖等均可引起惊厥发作。

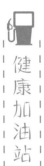

健康加油站

诊断脑炎的依据包括发病前或后 72 小时内记录到发热 ≥ 38℃；或出现全面性或部分性癫痫发作，但无法完全归因于已有的癫痫发作疾病；或新发的局灶性神经系统表现；或脑脊液白细胞计数 ≥ 5×10^6/L；或神经影像学检查显示新出现的脑实质异常；或与脑炎相符合的异常脑电图。

（晏　爽　孙　丹）

18. 孩子**睡眠**中出现 **肢体抖动**是不是**癫痫**

关键词

睡眠　肢体抖动　癫痫

孩子睡眠中出现肢体抖动不一定是癫痫。孩子年龄比较小时，大脑皮层对局部肌肉的控制能力相对较弱，孩子刚入睡时属于浅睡眠状态，受到各种因素影响后可能会出现肢体抖动。家长需密切观察孩子肢体抖动前后状态，是否伴有其他异常，若无法判断性质时建议家属拍视频记录，并及早就医行脑电图监测评估。

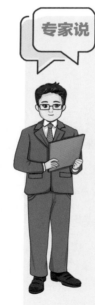

专家说

孩子睡眠中出现肢体抖动需考虑多方面因素。如体内缺乏维生素 D 或缺乏钙等元素，可能会引起大脑皮层兴奋性增高，从而导致孩子一入睡就手脚抽动，此时可适当补充维生素 D 和钙。部分肢体抖动还可能是肌阵挛，肌阵挛是肌肉简单、快速的不自主运动，反复节律性或孤立性出现，可自发或诱发出现，有生理性的，也有病理性的。如何判断为生理性还是病理性的肌阵挛发作，建议脑电图监测评估病情。睡眠肌阵挛是一种常见的生理现象，可见于任何年龄段的人。正常小儿睡眠中，有时见到身体的某个部位如手指、手臂、脚或脚趾等突然抽动，没有固定规律，不影响睡眠，脑电图正常，生长发育不受影响，则可能是睡眠肌阵挛，无需特殊治疗。

而病理性的肌阵挛则需考虑癫痫肌阵挛发作，由于局部肌肉的突然收缩，患者可以表现为全身的抖动，像打冷战一样，严重时整个身体可倾倒。因为肌阵挛持续的时间很短，在发作前后通常意识不丧失，数秒或数分钟后再有发作，连续数次，夜晚也有发作。若考虑为癫痫发作，需完善头颅 MRI、血糖、电解质、血氨、乳酸、代谢筛查或遗传性检查等寻找病因，从而制定个体化的治疗方案。还有一种特殊的与睡眠相关的癫痫，年龄自限性伴中央颞区棘波的癫痫是常见的小儿癫痫综合征，起病于 2~13 岁间，5~10 岁最多见，70%~80% 患儿发作出现在睡眠中，常在入睡后不久或清晨快醒时，表现多为一侧面、唇、舌的抽搐，可以累及同侧上肢或以一侧手及上肢的抽搐开始，但局部性发作可迅速扩展为全身性发作，也称癫痫大发作，此类患儿精神运动发育往往正常，神经系统和神经影像检查正常，预后良好，病程具有自限性。

（晏　爽　孙　丹）

四

遗传代谢
内分泌疾病

19. 孩子**喝得多、尿得多**要去医院吗

多饮多尿指的是饮水量和尿量超过了一定数量，可以是某些疾病的表现，如糖尿病、尿崩症。

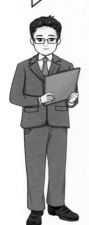

如何判断孩子是否存在喝得多、尿的多，首先需要了解正常情况下孩子的饮水量及尿量是多少。

水是人体重要的组成部分，足量饮水是健康的保证，但是饮水太多对人体也会有伤害。不同年龄的孩子，每日推荐的饮水量也不一样。

6 月龄以下：足量喂奶的情况下，不建议额外喂水。

6 月龄至 1 岁：每日水总摄入量为 900mL（奶 / 食物 + 饮水），其中饮奶量为 500~700mL。

1~2 岁婴幼儿：每日水总摄入量为 1 300mL（奶 / 食物 + 饮水），其中饮奶量为 400~600mL。

2~3 岁：饮水量为 600~700mL。

4~5 岁：饮水量为 700~800mL。

关键词

多饮多尿　糖尿病　尿崩症

5~7 岁：饮水量为 800mL。

7~10 岁：饮水量为 1 000mL。

当然，还要根据气温、环境湿度、饮食情况、孩子的活动以及身体状况来调整每天饮水的摄入量。人体有一定调节能力，适当多喝或少喝是没有关系的。

那么，孩子们正常情况下每天尿量又是多少？

出生后 10 天至 2 月龄：尿量为 250~450mL。

2~12 月龄：400~500mL。

幼儿：尿量为 500~600mL。

学龄前：尿量为 600~700mL。

学龄儿：尿量为 800~1 400mL。

以下情况需考虑多尿：尿量超过 $2L/（m^2 \cdot d）$ 或者新生儿期尿量超过150mL/（kg·d），2 岁以内儿童尿量超过100~110mL/（kg·d），年长儿尿量超过 40~50mL/（kg·d）。

当怀疑孩子出现喝得多、尿得多的情况时，我们可以先尝试记录下每天孩子的饮水量及小便量，同时观察孩子有没有其他表现，比如低热、烦躁、体重增长不理想甚至体重减轻、夜尿增多或者再次出现尿床、胃口一下大了很多、头痛、看东西不清楚等，如果合并这些情况，应及时去医院就诊，这个时候需要注意糖尿病及尿崩症的可能。

如果没有合并其他表现，可以适当的转移注意力，尝试减少饮水量后观察尿量情况，评估是由于饮水量多引起尿量多，还是尿量多反过来造成饮水量的增加。一般情况下，饮水量减少后，尿量也应相应减少，这时可考虑调整生活习惯，进一步观察。若控制饮水量后尿量仍明显增多或者孩子根本无法减少饮水量，则需医院就诊。

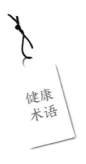

健康术语

尿崩症：指由于人体抗利尿激素缺乏，或肾脏对该激素不敏感，导致肾脏浓缩尿液的功能障碍，从而引起尿量多、尿比重低，出现口渴多饮的症状。

（朱铭强　傅君芬）

20. 孩子患**甲状腺功能减退**要**终身服药**吗

甲状腺位于人体颈部的蝴蝶状内分泌腺体，分泌甲状腺激素。甲状腺功能减退是由于甲状腺激素合成及分泌减少，或其生理效应不足所致的一种疾病。

专家说

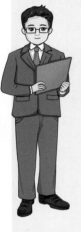

对于儿童，特别是新生儿来说，甲状腺激素至关重要。它不仅参与新陈代谢，促进身体各系统的正常运作，还对儿童的生长发育、智力发展等方面起着决定性的作用。因此，当孩子被诊断为甲状腺功能减退时，家长们往往会感到十分担忧：孩子是否需要终身服药？

首先，我们要明确的是，对于确诊的先天性甲状腺功能减退的治疗，尽早补充甲状腺激素是关键，孩子生长发育及智力将不受影响。若甲状腺激素延误治疗将出现智力低下，而且不可逆转。起始剂量需要根据孩子的具体情况进行调整，通常会在 2~4 周达到稳定剂量。当孩子的甲状腺功能维持在正常范围内时，只需要定期接受复查，并按照医生的建议调整药物剂量。

那么，当孩子的甲状腺功能恢复正常后，是否可以停药呢？这取决于引起甲减的具体原因。对于一些暂时性原因引起的甲减，如母亲或新生儿缺碘或碘过量、母亲抗甲状腺药物治疗、母亲自身免疫性甲状腺疾病、早产儿下丘脑 - 垂体 - 甲状腺轴发育不成熟、亚急性甲状腺炎等，当病因消除后，甲状腺功能可能会恢复正常。此时，可于 6 月龄、2~3 岁后，暂时停药 4 周，重新评估甲状腺功能。若停药后甲状腺功能持续 1~1.5 年均正常，考虑暂时性甲减，则不需要终身服药。

然而，对于一些永久性甲减的孩子，可能需要终身服药。例如桥本甲状腺炎甲减期、先天性甲状腺发育不全或甲状腺手术切除后引起的甲减。这些孩子由于甲状腺合成或分泌功能的破坏或缺失，无法自行产生足够的甲状腺激素，因此需要长期依赖外源性甲状腺激素的替代治疗。

总的来说，对于孩子患甲状腺功能减退是否需要终身服药并没有一个固定的答案。治疗方案应根据个体情况制定，需要医生保持密切沟通，定期带孩子进行复查和随访，及时调整治疗方案。

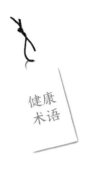

健康术语

亚临床甲减： 是甲减的早期阶段或功能轻度减退阶段，此时血清促甲状腺激素增高，而血清总甲状腺素和游离甲状腺素正常，往往缺乏明显的临床症状，但可能对身体代谢有一定影响，需要根据情况决定是定期复查还是药物治疗。

（郝晓强　吴　蔚）

21. 孩子**身材矮小**就一定要打**生长激素**吗

生长激素是人体内最重要的促进儿童生长的激素。生长激素缺乏是导致儿童身材矮小的重要原因之一。

专家说

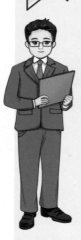

关键词

生长激素 矮小症

　　如何判断孩子身材是否正常，首先要知道什么叫作"身材矮小"。儿童的生长发育是一个连续渐进的动态过程，处在不同的发育阶段有不同的身高增长速度。生后第一年为第一个生长高峰，第二年以后生长速度逐渐减慢稳定，至青春期生长速度又加快，出现第二个生长高峰。判断孩子目前的静态身高是否达标，最简单的方法是参照中国儿童的生长曲线图。我国矮小症的诊断标准是：指在相似生活环境下，同种族、同性别、同年龄的个体身高低于正常人群平均身高2个标准差，或低于第3百分位数者。

　　那么身材矮小是否一定要打生长激素呢？首先，多种导致身材矮小的疾病可以用生长激素治疗，目前常见的可用生长激素治疗的疾病主要为：生长激素缺乏症、特发性矮小、小于胎龄儿及Turner综合征等。虽然生长激素不足的确会引起矮小症，但不能说孩子身材矮小全部是因为生长激素缺乏。很多其他因素也会影响孩子的生长发育和终身高，比如遗传、营养、睡眠、内分泌因素、疾病、母孕期情况及生活环境等。孩子身材矮小的原因，需要经过系统的评估及医生诊断。

　　不同病因所导致的矮小在治疗方案、治疗剂量方面均有所不同。在使用生长激素前，要进行比较全面的体检。一方面，排查用药禁忌或药物疗效不好的疾病，比如有些骨软骨发育不良的疾病，生长激素疗效就不太理想。另一方面，也可以通过做生长激素激发试验，评估自身生长激素分泌的水平，来指导用药的剂量。最重要的是，使用生长激素必须是在骨骺尚未闭合的前提下进行。所以，并不是孩子身材矮小就需要打生长激素，要根据病因针对性地治疗。对于正常身高范围内偏矮的孩子或者实际身高正常，仅仅是身高未达心理预期值或父母期望值的孩子，并不一定适合打生长激素，可以通过加强营养、运动、睡眠、情绪等因素安全科学地促进生长发育。

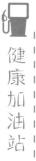
健康加油站

生长激素激发试验

生长激素在体内脉冲式分泌，平时值很低，生理状况下夜间深睡眠时才会有分泌高峰，因此清醒时随机采血检测不能评估其分泌水平，我们通过药物人为激发其分泌，采集几个时间点的血，取最高值定为其分泌高峰，来评估体内生长激素的水平。

（俞 竹 傅君芬）

22. 青春期孩子没有蹿高怎么办

青春期是指孩子从第二性征开始出现直至生殖功能完全成熟的一段时期。青春期时，孩子会迎来人生中第二个生长高峰期。

关键词

专家说

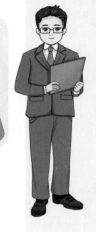

青春期　生长发育

一般来说，女孩进入青春期的年龄（9~11岁）略早于男孩（11~13岁），不过个体之间青春期开始的时间有一定差异。

不论男女，在青春期前的1~2年身高增长均略有减慢。女孩在乳房发育后、男孩在睾丸增大后，身高开始加速生长，经1~2年达生长高峰，此时女孩年平均身高增长8~9cm，男孩9~10cm。女孩月经初潮后，身高增长速率迅速下降，继续生长4~8cm，一般在初潮后两年以上停止生长。男孩的身高增长高峰晚于女孩2年左右，且每年身高增长值大于女孩，因此最终身高一般男孩高于女孩。

因此对于孩子和家长来说，青春期是决定孩子最终身高的重要时期，特别是青春期前身高较矮的小朋友，青春期是最后的追赶时期。在第二生长高峰期，身高增加值约为最终身高的15%，而第二生长高峰期提前的儿童，身高停止增长较早，对终身高有一定影响。一般男孩骨龄15岁、女孩骨龄13岁时，身长达最终身高的95%。

孩子在进入青春期后的身高增长与许多因素相关。全面、合理的营养摄入是影响身高的因素，同时也是补救身高的必要条件。骨骼发育需要丰富的营养供给，尤其是动物蛋白质和钙、磷、维生素等无机盐类食物。此外，身高的增长离不开生长激素，而生长激素的分泌具有明显的昼夜节律性，在夜晚睡眠时分泌较多，因此在青春期保持充足睡眠是助力身高的好方法。适量的体育锻炼也是促进生长激素分泌的有效手段，特别是跳绳、摸高、篮球及跑步等运动。

另外，对于由疾病引起的身材矮小，如中枢性性早熟，是由于性发育过早，骨骼成熟较快，骨龄超过实际年龄而骨骺提前闭合，最终影响孩子的身高。家长应当时刻关注孩子的性发育情况，如遇发育提前，"早发现，早治疗"是十分关键的。

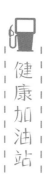

儿童生长发育过程中，有两个生长高峰期：第一个出现在出生后到 1 周岁，4 周岁至青春期前长速变缓，直到青春期出现第二个生长高峰期，约持续两三年。

（俞　竹　傅君芬）

23. 孩子得了**糖尿病**怎么办

儿童糖尿病是发生在儿童时期的糖尿病，包括各种类型，一旦确诊，应根据疾病类型治疗。

糖尿病是一种代谢性疾病，是由多种病因造成胰岛素这个体内唯一能降血糖的胰岛素分泌缺陷和或作用受损引起的糖、脂肪和蛋白质代谢紊乱。近些年来

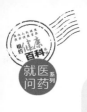
糖尿病患病率越来越高，成人患者占绝大多数，但孩子也会有糖尿病的发生。

糖尿病是慢性疾病，得了糖尿病后需要进行规范治疗，通过多种手段管理，包括药物治疗、血糖监测、饮食管理、运动管理以及患者和家庭的教育这5个方面，又被称为糖尿病治疗的"五驾马车"。

不同类型的儿童糖尿病治疗方面也有差异。大部分儿童糖尿病为1型糖尿病，是由于胰岛素分泌缺陷引起，患者体内自身胰岛素不够用，因此得了1型糖尿病，需终生外在的胰岛素替代治疗，以维持生命。随着肥胖儿童的增多，儿童2型糖尿病人数也逐年升高，这类患者早期自身还能分泌胰岛素，但是胰岛素作用降低，降低等量的血糖，需要使用更多的胰岛素，造成胰岛素的相对不够用。2型糖尿病治疗基础是生活方式的改变，孩子得了2型糖尿病后，应加强饮食和运动管理，控制体重，部分患者通过这些治疗能得到很好的控制，若血糖控制不理想，则需要加用口服降血糖药物，甚至胰岛素治疗。还有特别少的类型是单基因糖尿病，种类多达十几种，一般需要基因检测来明确诊断，治疗方案各不相同。

得了糖尿病后，孩子和家长需要逐步调整好心态，尤其是1型糖尿病患者，目前尚无根治1型糖尿病的方法，不要轻信一些广告推荐的所谓能治愈糖尿病的神药以及一些民间偏方，切不可轻易停掉胰岛素而去尝试单独使用别的药物治疗，避免加重病情。孩子们要积极学习控糖知识，做好血糖管理，按照医嘱合理按时用药，并注意饮食管理和运动治疗，做到这些可以有效的减少糖尿病急性及慢性并发症的发生，可以和正常人一样享受生活。

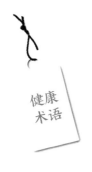

健康
术语

单基因糖尿病：是由在胰岛细胞发育、功能或胰岛素信号通路中起关键作用的单个基因突变导致的一种特殊类型糖尿病，较常见的为新生儿糖尿病和成年起病型青少年糖尿病（MODY），可有一定家族遗传特点，也可能合并其他系统的功能异常或畸形等。

（朱铭强　傅君芬）

24. 孩子**多发甲状腺结节**
需要治疗吗

近年来，儿童甲状腺结节的检出率呈上升趋势。虽然儿童甲状腺结节的发病率远低于成人，但是恶性率却更高。很多儿童是在体检或超声检查时突然发现甲状腺结节，于是有的家长就疑惑这是怎么来的呢？会不会是肿瘤？究竟要不要治疗呢？

甲状腺是一个蝴蝶样的腺体，趴在脖子的前方、位于喉头下方，它是人体重要的内分泌器官，控制着新陈代谢。那么如果这个腺体的某个地方突然多长出来许多细胞，就会出现甲状腺结节。

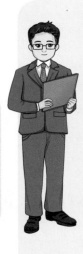

其实，约 2% 的儿童存在可触及的甲状腺结节。但是需要注意的是，就算我们摸着有肿块，如果超声检查不能证实，那么它就不是甲状腺结节。在儿童众多的甲状腺结节中，大多数是良性的，它可能是缺碘引起的单纯性甲状腺肿，也可能是甲状腺功能亢进、甲状腺炎性疾病，而这些都可以通过药物进行治疗。另外一些良性结节还包括良性甲状腺腺瘤（胶质性或滤泡性腺瘤）、甲状腺囊肿等。只有部分甲状腺结节（22%~26%）最终被确诊为甲状腺癌，这些甲状腺肿瘤生长缓慢，绝大多数无特异性临床症状，最常见的是在无意间发现颈部有个肿块，而且还不痛，当然也有一小部分是因为别的地方有转移了才发现。如果发现结节摸起来比较硬，或者因此出现吞咽困难、声音嘶哑等表现时，恶性的概率就比较大了。

因此，当家长们发现小朋友脖子有肿块或者体检时发现甲状腺结节时不要过于惊慌，让医生来帮助大家进行分辨。超声是诊断甲状腺结节的首选检查方式，之后由医生来评估是否需要做细针穿刺活检来帮助明确诊断。目前对于超声考虑良性或者细针穿刺活检证实良性，且直径小于 4cm 的结节，专家建议采取超声随诊的方式，每 6~12 个月复查 1 次，若结节稳定可逐渐改为每 1~2 年复查，若结节增大或出现新的可疑恶性特征则需考虑再次细针穿刺活检，或者进行手术等治疗。

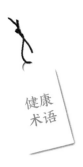

健康
术语

细针穿刺活检：是活检中侵入性最小的一种微创方法，其过程类似于从手臂静脉采血，活检针比静脉采血针更细，吸出一小块细胞样本用于病理检测。超声引导下细针穿刺活检可作为诊断甲状腺结节良恶性的标准。

（王嘉丽　吴　蔚）

五

免疫系统疾病

25. 为什么孩子出现反复感染需要进行免疫功能检查

感染是指人体受到细菌、病毒、支原体、螺旋体、立克次体、真菌、寄生虫等病原体侵入后所引起的局部组织和全身性炎症反应。反复感染即指反复、经常性感染。反复是指两次之间至少间隔 1 周的无症状期。呼吸道是儿童最常见的感染部位。反复呼吸道感染是指 1 年来发生次数多、超出正常范围的上、下呼吸道感染。

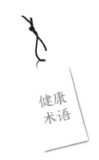

健康术语

传染：病原体从有病的生物体侵入其他生物体引起不同程度感染的病理过程。

上呼吸道感染：是鼻腔、咽或喉部等感染后炎症的总称。

下呼吸道感染：是气管、支气管或肺泡等感染后炎症的总称。

专家说

感染性疾病大多有传染性，只是强弱不同。病原体无处不在，无时不在，那为什么有的人会生病，有的人不生病呢？这就跟人的免疫功能不同有关。

免疫是人体的一种生理性保护反应，其本质是识别自己、排斥异己，维持机体稳定。免疫系统包

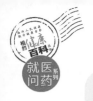

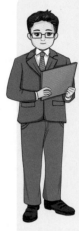

括免疫器官、免疫细胞和免疫分子，如胸腺、骨髓、淋巴组织、脾、中性粒细胞、淋巴细胞、免疫球蛋白及补体等。免疫功能即免疫系统在接触刺激物后产生的一系列免疫反应的过程。

小儿处于生长发育过程中，其免疫功能随年龄的增长不断发育并完善。因此，不同年龄阶段其免疫生理状态不同。免疫功能不完善，可能发生免疫成分数量异常和 / 或功能缺陷或低下，不能有效清除有害因子，从而发生感染、自身免疫或肿瘤性疾病。反之，如果免疫反应过于强烈，产生剧烈的炎症反应，可表现为过敏、自身免疫性炎症性疾病等。上呼吸道感染、下呼吸道感染是儿童时期最常见的感染，密切接触很容易相互传染。

通常，感染的过程包括潜伏期、初期、高峰期及恢复期，期间伴随着适当的免疫反应。反复感染的孩子，要考虑孩子是否存在免疫功能异常而导致不能像正常孩子一样彻底的清除感染或产生相应的免疫反应。在此，医生建议反复感染的孩子需要到免疫科就诊进行免疫功能检查。一旦筛查出免疫功能的异常，应进一步明确有无先天免疫缺陷，才能更好地预防疾病发生并进行个体化治疗，提高孩子的生活质量。

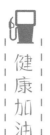

反复呼吸道感染的定义

单位：次/年

年龄段/岁	上呼吸道感染	下呼吸道感染		发病间隔天数
		反复气管支气管炎	反复肺炎	
0~2	>7	>3	>2	
2~5	>6	>2	>2	>7
5~14	>5	>2	>2	

（陈香元）

26. 孩子**反复过敏**怎么办

过敏的发生越来越多，反复发作，是否与饮食相关，是否需要规避食物，如何做到规范而正确的治疗，已成为日常生活的难题。

过敏反应，也称变态反应，是人体对外来物过于敏感而引起的一种免疫反应。而引起过敏的外来物称为过敏原。过敏性疾病指由于过敏反应所引起的一类疾病，如过敏性皮炎、过敏性鼻炎、牛奶蛋白过敏等。过敏性疾病可累及不同器官，常表现为皮疹（红斑、风团、疱疹）、软组织肿胀（眼睑、唇、皮肤）、瘙

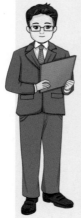

痒、鼻痒、鼻塞、流涕、咳嗽、喘息、呼吸增快、眼痒、流泪、呕吐、腹泻、便秘、血便、腹痛及贫血等。严重的过敏反应可危及生命，表现为过敏性休克（低血压、昏迷、胸闷、心悸、出汗、肢体末端发凉及发绀）、急性喉头水肿、支气管痉挛伴阻塞、严重低蛋白血症、营养不良、严重肠病、生长落后等。

对过敏起病急、进展快的孩子，应就近医院急诊处理以缓解过敏症状。如果孩子曾经发生过严重过敏表现，应在家里备用抗炎、抗过敏药物。常用的抗过敏药物有西替利嗪、氯雷他定等。抗炎药常指糖皮质激素（如泼尼松、甲泼尼龙）。对于急性严重过敏反应，肌内注射肾上腺素是救命的首选药物。对于慢性的反复过敏，应观察孩子在生活中是否有加重过敏表现的物质，做好生活观察日记，记录孩子的食物种类、可疑致敏物、过敏表现、使用药物及对药物的治疗反应等。

饮食方面，在过敏急性期，应避免常见的易过敏食物及辛辣刺激食物的摄入，如海鲜（虾、蟹、鱼、贝壳类等）、蛋、豆制品、辣椒、花椒等，必要时可结合食物血清特异性食物 IgE 抗体进行饮食指导；在过敏非急性期，应根据实际情况及遵从过敏专科医生的指导意见。

现在，过敏的孩子越来越多，过敏反复发作常影响孩子的学习与生活。除做好生活观察日记外，应于过敏免疫专科就诊，有效的干预、管理、对孩子和家长进行教育指导、长期随诊是改善预后的关键。

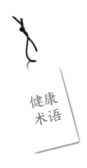

健康
术语

过敏： 指人体受到过敏原刺激后所引起的局部组织和／或全身性炎症反应。

血清特异性 IgE 抗体： 是过敏患者体内产生的一种针对过敏原的特异性的免疫球蛋白 E 抗体，血清中可检测。

（陈香元）

关键词

风湿性疾病　关节痛

27. 孩子出现哪些**症状**需要到**风湿免疫科**就诊

关节痛是风湿性疾病中常见的一种表现，关节痛不一定是关节炎。风湿性疾病有什么表现呢？

专家说

风湿性疾病病因不明，可能与感染、免疫、环境和遗传相关。一般认为，风湿性疾病多发生在成人。其实，儿童风湿性疾病常有发生，早期识别、诊断及治疗能显著改善预后。当孩子出现以下多系统损害表现时，应到风湿免疫科就诊。

五　免疫系统疾病 | 189

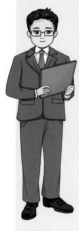

（1）反复发热：反复发热是儿童风湿性疾病的常见症状，且抗感染治疗无效。幼年特发性关节炎全身型常以发热起病，高热反复，可伴皮疹、淋巴结肿大、关节肿痛等；系统性红斑狼疮常有发热，皮疹，多种自身抗体阳性；血管炎影像学检查提示血管受累（狭窄、闭塞、扩张）。

（2）关节肿、关节痛：关节痛可不伴关节肿，关节肿多伴关节痛。在没有明确的外伤和感染时，一旦出现关节肿、关节痛影响孩子活动，要到风湿免疫科就诊，否则，可能遗留关节畸形甚至致残。

（3）肌痛和肌无力：幼年型皮肌炎及多肌炎常表现为肌痛、肌无力（活动耐力下降，易疲劳，下蹲后难起立，上下楼梯困难，举物困难，呛咳，吞咽困难，呼吸费力等）。孩子如果不爱动，容易摔倒，常说肢体痛，应到风湿免疫科就诊。

（4）皮肤黏膜：风湿性疾病常伴有皮肤和黏膜病变，表现为皮疹（红斑、丘疹、结节、紫癜、出血点、网状青斑及坏疽等）、溃疡（口腔、唇、舌、咽、会阴、生殖器、肛周及胃肠道等溃疡）、皮肤变硬、脱发和指甲异常等。

（5）其他：呼吸系统（咳嗽、呼吸费力、咯血、肺动脉高压、间质性肺病及肺出血等）、心血管系统（胸闷、胸痛、心悸、心包积液、高血压及水肿等）、消化系统（腹痛、腹泻、腹胀、呕吐、吞咽困难、肠梗阻及消化道出血等）、泌尿系统（血尿、蛋白尿等）、神经系统（头痛、精神症状、抽搐、脑血栓、脑出血、运动及感觉障碍等）、眼部症状（视力下降、眼红、怕光、眼痛及眼干等）、口腔及颌面部表现（口腔溃疡、口干、烂牙、听力下降、鼻塞、鼻背塌陷及腮腺炎等）。

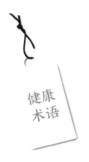

关键词

风湿性疾病： 是以肌肉、关节、骨骼、血管、皮肤及其周围软组织的急、慢性炎症等多系统损害为主要临床表现的一组疾病。

（陈香元）

风湿性疾病　随诊

28. 孩子患**风湿性疾病**后，要如何**随诊**

随诊指追随就诊，患者根据自己病情、症状和体征的变化，主动就诊并寻求医疗帮助。通过随诊，医生根据患者的病情变化及时调整治疗，做到有效监测和持续治疗。

风湿性疾病多属慢性病，需长期随诊。在病情活动期，患者应按照医生的交代间隔相对短的时间定

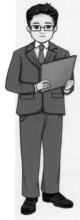

期随诊。在病情缓解期，患者可间隔相对稍长的时间定期随诊，充分观察病情变化。在随诊时注意以下事项。

（1）做好情绪心理疏导：孩子生病后，在医院经历诊治并需要长期随诊，孩子及家长对孩子身体的担心及情绪心理的焦虑紧张是非常大的。孩子和家长可以通过对疾病的学习、医生及护士的宣教，充分理解疾病的可控性及正常生活的可维持性，关注自身的成长、被需要感并传递爱与关怀，做到情绪心理健康，助力疾病恢复。必要时可向心理医生求助。

（2）遵医嘱用药：患风湿性疾病的孩子治疗所用的药物，大多是抗炎药（非甾体类抗炎药、糖皮质激素）、免疫抑制剂、生物制剂等，在用药时间、剂量及药物副作用监测上有严格的要求，与治疗效果及长期预后相关，需按照医生的嘱托，按时、按量用药，不随意减药、停药或自行调药。

（3）日常注意事项：患风湿性疾病孩子及其家庭成员应养成良好的作息习惯，不熬夜，不过度劳累，健康的饮食，适当地进行体育运动锻炼，注意自身机体防护，预防继发感染。做好孩子的病情观察日记，方便自己和医生对病情变化的追踪及治疗方案的调整。

（4）出现异常及时就诊：当孩子出现原有疾病表现加重或有新的症状体征出现时，应及时就诊以防病情加重和快速进展。

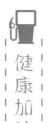

风湿性疾病的分期

风湿性疾病根据病情不同分为活动期和缓解期。在病情活动期，患者的临床症状、体征、脏器功能、实验室结果、影像学结果及医生对疾病的活动度评分等未达到临床缓解状态，需要积极地治疗及观察。病情缓解期是指上述活动期的相关指标均达到或接近正常的状态并能维持一段时间稳定，可以考虑减少药物的使用种类或剂量并观察。

（陈香元）

关键词

风湿性疾病　体育运动　高尿酸血症

29. 患**风湿性疾病**的孩子，参加**体育运动**时要注意什么

体育运动是指人体有意识地培养自己身体素质而进行的各种活动，如走、跑、跳、舞蹈、游泳、骑自行车、打球等。体育运动不仅能强身健体、娱乐，还可以增进健康及改善人际关系。

专家说

风湿性疾病常累及人体的肌肉、关节、骨骼及其周围软组织，是一种慢性病。孩子在确诊风湿性疾病

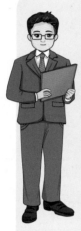

后，如果因为担心体育运动加重组织和关节的损伤而拒绝运动，将不利于骨骼肌肉的强壮和疾病的恢复。人不动则废，特别是孩子还处在生长发育期，良好的身体基础有助于抵抗压力及抵抗疾病。

那么，这些患风湿性疾病的孩子参加体育运动要注意什么呢？

首先，在疾病活动期，应避免受累肢体的运动，而非受累肢体可适当运动，注意运动的方式和运动强度。在病情缓解期，保护关节，先做简单的热身运动，再循序渐进。选择安全的环境、合适的运动方式和运动强度以增强体质，提高免疫力，避免过度的、剧烈的、不恰当的运动以免关节损伤而加重病情。可于康复科就诊指导。

其次，在运动开始前，要充分评估孩子的运动强度及耐力，量力而行。在运动过程中，让孩子充分体会自己身体的感受，观察孩子运动时的状态，期间孩子如果觉得不适或状态异常，应及时终止运动，医院就诊。运动结束后，适当的放松和休息好。

最后，保证充足而优质的营养是强身健体的保障。孩子患病后消耗大，处于生长发育期，建议少盐、少油、低糖、优质蛋白、充足的蔬菜水果，避免高血糖、高血脂及高尿酸血症的发生。针对具体不同的疾病，按照医生的建议进行合理的饮食及运动。

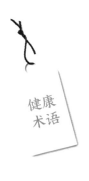

健康
术语

高尿酸血症：指非同日两次空腹血尿酸水平高于正常参考值，是由于体内尿酸生成过多和／或排泄过少所致。儿童高尿酸血症大多无明显临床表现，需密切监测孩子的血尿酸变化，避免高嘌呤饮食，保证充足的水分摄入。一旦发现血尿酸升高，应风湿免疫科就诊。持续的高尿酸血症会增加患心血管疾病、痛风和糖尿病等疾病的风险。

（陈香元）

30. 使用**糖皮质激素、免疫抑制剂**会影响孩子的**生长发育**吗

在孩子的成长过程中，难免会碰到各种需要用药的情况，如发生外伤、过敏、感染及其他疾病状态等。很多家长都希望选用副作用最小的药物，当孩子需要使用糖皮质激素和免疫抑制剂时，很多家长都会顾虑是否会对孩子的生长发育造成影响。

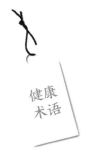

健康
术语

糖皮质激素：是由肾上腺皮质分泌的一种激素。

免疫抑制剂：是一类降低机体免疫反应的药物。

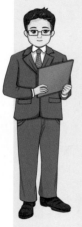

糖皮质激素 免疫抑制剂 生长发育

专家说

患风湿性疾病的孩子，很多时候要用到糖皮质激素及免疫抑制剂来控制疾病。通常，家长听到这两类药物时，易产生抗拒心理，担心药物副作用影响孩子的生长发育。但是，疾病不控制，病情进展可能危及生命。在权衡利弊后，医生和患者（家属）共同决策，选择合理的药物，减少疾病和药物对孩子生长发育的影响。

糖皮质激素作用广泛，在抗炎、抗过敏、抗休克、免疫抑制及机体物质代谢方面起关键作用。长期使用糖皮质激素的孩子，其副作用渐明显需要重视并监测。如：易继发感染或感染加重，眼损害（青光眼、白内障等），骨质疏松，易骨折，肌肉萎缩，伤口愈合不良；消化系统损害（溃疡、出血、脂肪肝等），影响物质代谢（高血糖、高血脂、高血压、低血钾、动脉粥样硬化、满月脸、水牛背、向心性肥胖、多毛、皮肤变薄及身材矮小等），中枢神经系统（易激动、兴奋、失眠，可诱发癫痫发作及精神失常等），以及停药反应（长期应用糖皮质激素的患者突然停药或减量过快时，在应激状态下易出现肾上腺皮质功能不全，表现为易疲劳、乏力、恶心、呕吐、低血压、休克、原有疾病症状加重或糖皮质激素抵抗现象）。因此，必须在风湿免疫科医生的指导下，正确、合理而规范的使用糖皮质激素，避免或降低其对孩子生长发育的影响。

免疫抑制剂对免疫有抑制作用，常用于风湿性疾病、自身炎症性疾病、移植物排斥反应等治疗。该类药物起效慢，使用时间长，种类多。其副作用的共性是抑制免疫反应而削弱机体抵抗力，易继发感染，长期使用甚至可能诱发肿瘤。具体个性相关的药物副作用，应在医生指导下掌握并监测，避免或降低免疫抑制剂对孩子生长发育的影响。

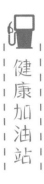

健康加油站

糖皮质激素的疗程与使用时间

疗程	使用时间
冲击治疗	<5 天
短程治疗	<1 个月
中程治疗	1~3 个月
长程治疗	>3 个月

（陈香元）

六

血液肿瘤疾病

31. 孩子患**白血病**必须接受**化疗**吗

关键词

白血病 化疗

急性白血病是造血系统的恶性疾病，发病率居儿童恶性肿瘤首位。由于白血病细胞在骨髓内异常增生和聚集并抑制正常造血，临床可表现为贫血、发热、皮肤黏膜出血（如鼻出血）等。

化疗是通过联合使用多种细胞毒性化学药物以杀灭或清除白血病细胞，并预防白血病细胞在体内转移或复发，是治疗儿童白血病的一线方法。常用的化疗药物有阿糖胞苷、柔红霉素、长春新碱及门冬酰胺酶等。

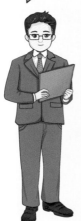

专家说

儿童白血病分为急性白血病及慢性白血病。临床将儿童急性白血病分为不同危险度，依照危险度的分层给予相应强度的化疗。对于对化疗比较敏感的低危患儿，预后相对较好，所接受的化疗强度会适当降低。而对于携带不良遗传学特征的患儿，则使用高强度的化疗方案，必要时还可联合靶向治疗、免疫治疗和 / 或造血干细胞移植。目前尚没有其他治疗方法能够取代化疗在治疗儿童急性白细胞中的地位。

患儿一旦确诊白血病应尽快接受规范的化疗治疗，有望让白血病患儿早日恢复健康。目前儿童急性淋巴细胞白血病的长期生存期望可达 90% 以上。对于慢性粒细胞白血病患儿可口服特殊靶向化疗药物治疗获得长期生存。

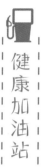

健康加油站

化疗期间的护理要点

白血病患儿在化疗期间出现系列毒副反应，通过医护人员和家长的细心观察与有效预防，进行针对性护理可以减轻化疗过程中各种不良反应，有助于化疗过程安全、顺利的进行，提高患儿的生活质量。白血病患儿接受化疗后引起骨髓抑制继发感染是导致白血病患儿死亡的重要原因之一。

建议采取以下措施预防感染。

（1）保护性隔离：白血病患者应与家人分室居住，以免交叉感染。粒细胞减少/缺乏及免疫功能明显低下者，应置单人病室，有条件者置于单人无菌层流床。限制探视者人数及次数，工作人员及照顾者在接触患儿之前认真洗手。

（2）注意个人卫生：保持口腔清洁，进食前后用温开水或淡盐水漱口。宜用软毛牙刷，以免损伤口腔黏膜引起出血和继发感染。勤换衣裤。保持大便通畅，便后用温水或盐水清洁肛门，以防止肛周脓肿形成。

（熊　昊）

32. 为什么要依据**骨髓穿刺**结果来确诊**血液病**

骨髓穿刺术，简称"骨穿"，通过专用穿刺针抽取微量骨髓液进行骨髓细胞形态学、细胞遗传学及病原生物学等检查。骨髓穿刺术是血液系统疾病的重要检验方法，可有效协助多种血液病的诊断与鉴别诊断、判断疗效及预后。

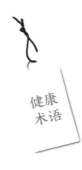

健康术语

造血系统疾病：俗称"血液病"，是原发于造血系统和主要累及造血系统的疾病，从而引发血液异常改变，以贫血、出血、发热、黄疸、淋巴结肿大、关节肿痛为临床表现的疾病，可分为红细胞疾病、白细胞疾病、出血性疾病和造血恶性肿瘤四大类。

专家说

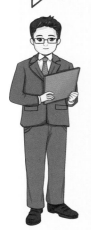

骨髓是机体造血的主要器官，每天都在不断更新。许多血液系统疾病都会引起骨髓中的造血细胞发生异常改变。

骨髓穿刺是一种比较安全的医学操作，学龄期、大龄儿童和成人穿刺部位一般为髂前上棘、髂后上棘或者胸骨，小年龄儿童可选择胫前。由于骨质本身是没有神经分布，仅仅在局部麻醉和抽吸骨髓时会有一过性疼痛。穿刺结束后局部按压半小时左右，不出血就可以正常活动。穿刺当天不建议洗澡。如果患有血友病等凝血功能异常的疾病则需要慎重考虑进行骨髓穿刺检查。骨髓检查所需要的骨髓液是极少量的，一般为0.5~5mL，对身体功能不会产生影响的。通过抽取微量骨髓涂片的细胞学检查，可以了解骨髓内各种细胞的生成情况、形态、成分的改变，并可发现异常的细胞等，结合临床表现能对一些血液病做出肯定诊断，例如白血病、淋巴瘤、骨髓增生异常综合征、再生障碍性贫血、戈谢病及尼曼 - 皮克病等。除了用于确诊血液病之外，怀疑恶性肿瘤出现骨髓转移的时候也要进行骨穿检查，用于判断疾病进展和治疗效果。

目前大多数血液病是可以治愈的。治疗方法也从传统的化疗发展为免疫治疗、靶向治疗、CAR-T 及干细胞移植等多种治疗策略。因此得了血液病也不用过度焦虑甚至悲观绝望，建议尽快至正规医疗机构就诊，在专业医护人员的帮助下，共同努力达到最佳的治疗效果。

（熊　昊）

33. 为什么**白血病**的治疗有**多种方案**

白血病是一类血液系统恶性疾病，白血病细胞大量增生积累，使正常造血受抑制，并浸润其他器官和组织。临床可见不同程度的贫血、出血、感染、发热以及肝、脾、淋巴结肿大和骨骼疼痛等症状。目前，儿童白血病的治疗方法主要包括化疗、放疗、靶向治疗和造血干细胞移植以及免疫治疗等。

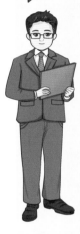

儿童白血病以急性白血病为主，其中急性淋巴细胞白血病发病率占 75%~85%，急性髓系白血病占 15%~25%。依据对化疗的敏感性和预后不同，儿童急性淋巴细胞白血病和急性髓系白血病都可以分为 3 组：低危组、中危组和高危组。低危组患者可用相对较轻的化疗方案就能获得较好预后；而中危组、高危组则需要加强化疗，部分高危患者甚至需要做造血干细胞移植才能达到长期无病生存的目标。

目前，一些新型方法已经用于临床治疗白血病。例如靶向治疗针对白血病细胞表面或内部特定的分子和信号通路来抑制或杀灭白血病细胞，这种治疗更有针对性，能够显著减少对正常细胞或者组织的损害，但靶向治疗仅适用于少数特定白血病亚型，治疗费用也较昂贵。细胞免疫治疗是指利用技术手段在体外扩增经过改造的免疫细胞，从而有效识别并攻击白血病细胞，起到治疗白血病的作用。

儿童白血病的治愈率希望不断提高，比如 80%~90% 的急性淋巴细胞白血病儿童能够获得长期无病生存。随着新型治疗方法的不断发展，儿童白血病的治疗风险和远期副作用有望进一步降低。

白血病 治疗

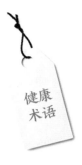

健康术语

化疗：指采用化学药物，通过干扰白血病细胞的 DNA 合成和细胞分裂，抑制白血病细胞的生长和繁殖。可以通过口服、注射或静脉输液等多种途径进行化疗。

放疗：指利用高能射线或粒子束杀死白血病细胞的一种治疗方法，通常用于白血病中枢神经系统浸润，睾丸浸润复发，以及骨髓移植前的患者。

造血干细胞移植：指通过将健康造血干细胞移植到患者体内，使其重建正常的造血和免疫功能。造血干细胞可来源于自身、血缘或非血缘供者的骨髓、外周血或脐带血。

健康前沿

在过去的 40 年中，儿童急性淋巴细胞白血病（acute lymphoblastic leulcemia，ALL）的 5 年总生存率超过 90%。尽管生存率有了显著提高，但是婴儿 ALL 仍然是临床治疗的难点和挑战。国际医学权威杂志《新英格兰医学杂志》（The New England Journal of Medicine，NEJM）2023 年刊发了婴儿 ALL 的目前治疗处境以及新型双特异性抗体贝林妥欧单抗在其治疗中取得的最新进展。

对于一部分对早期诱导治疗反应不佳的高危 ALL 患者，目前可采用的治疗方案除了强化化疗和异基因造血干细胞移植之外，新型免疫疗法和 CAR-T 细胞疗法也逐渐在临床实践中得到认可。嵌合抗原受体 T 细胞（CAR-T）在成人血液系统恶性肿瘤（包括急性淋巴细胞白血病和恶性淋巴瘤等）获得了显著的疗效，但是在儿童仍处在临床试验阶段。

与传统的多药联合强化疗治疗方案相比，免疫治疗的潜在毒性更小，缓解效果更好。贝林妥欧单抗是一种双特异性 T 细胞衔接器抗体，作为此类药物的重要代表，其作用机制包括与 T 细胞表面的 CD3 和白血病细胞上的 CD19 结合，启动 T 细胞受体介导的活化，杀伤 CD19 阳性 B-ALL。已有多项成人和儿童的临床研究证明其可改善难治性、复发性和新诊断的 B 系 ALL 患者的预后。

近期 NEJM 发表的贝林妥欧单抗在 KMT2A 重排 ALL 婴儿中的安全性和疗效的前瞻性临床研究中，在使用 Interfan-06 方案诱导治疗 1 个月后，纳入研究的患者接受了 1 个周期的贝林妥欧单抗连续 4 周输注的治疗方案。随后患者按照 Interfent-06 方案继续接受治疗。这项研究共有 30 例婴儿 ALL 接受贝林妥欧单抗治疗，2 年无病生存率为 81.6%，而传统 Interfent-06 方案为 49.4%，总生存率的相应值分别为 93.3% 和 65.8%。与 Interfant-06 试验的历史对照相比，在新诊断为 KMT2A 重排的婴儿 ALL 中，传统化疗加用贝林妥欧单抗较为安全，且疗效显著增强。

因此，对于诸如伴随 KMT2A 重排婴儿 ALL 之类既往被确定为高危（常规化疗耐药／不敏感、复发）的 ALL 患者，适当加入贝林妥欧单抗等免疫治疗可能有助于提高或改善其长期生存期望。目前贝林妥欧单抗

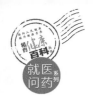

在中国已获得批准用于治疗儿童复发难治性 B 系急性
淋巴细胞白血病，且已开展多项临床研究探索其用于
化疗不耐受的 ALL 儿童的替代治疗。

（熊　昊）

34. 为什么孩子耳朵后面可以摸到滑动的淋巴结

孩子耳朵后面摸到 1 个或多个黄豆或者绿豆大小可以滑动的淋巴
结，很可能是儿童生长发育过程中生理性淋巴结肿大，一般没有不舒
适的感觉，也不需要特别治疗。如果孩子耳后淋巴结直径与黄豆差不
多，质地比较柔软，容易推动，那么可以在家继续观察 2~3 周。若
淋巴结持续变大，或者伴有触痛则需要及时就医治疗。

淋巴结分布全身，是人体重要的免疫器官，呈椭
圆形或蚕豆形，多为 0.2~0.5cm，常呈群分布，每一
组群淋巴结收集相应引流区域的淋巴液，身体发生某
些病变时会导致相应区域淋巴结肿大。

人体淋巴结可分为浅表淋巴结和深部淋巴结，常
见浅表淋巴结分布在颈部、腋下、腹股沟等部位。感

冒或扁桃体炎时，可触摸到两侧颈部黄豆或花生样肿大物，就是颈部淋巴结反应性肿大。在 <1 月龄的新生儿中，全身任一淋巴结 ≥ 1cm；≥ 1 月龄儿童中，颈部及腋下淋巴结直径 ≥ 1cm，腹股沟区淋巴结直径 ≥ 1.5cm，称为淋巴结肿大。

　　淋巴结肿大的原因有很多，最常见的原因就是感染性疾病。当病毒或者细菌入侵孩子身体的时候，淋巴结作为免疫器官就会发挥机体保护作用，通过免疫细胞的增加、淋巴结的增大以杀灭细菌、病毒，达到帮助身体抵抗感染的目的。大多数情况下只要感染控制住，那么淋巴结就会在几周内缓慢消退。发现孩子耳后淋巴结肿大时，如果近期存在发热、盗汗、体重减轻的情况，也要及时去医院进行全面检查。极少数淋巴结肿大是由恶性肿瘤如白血病、淋巴瘤等恶性疾病引起的。当孩子任何部位的淋巴结持续增大，质地较硬，难以推动，就要尽快去医院排查。

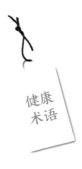

健康术语

淋巴结：是一种免疫器官，我们每个人全身约有 600 个淋巴结。淋巴结通常为圆形或椭圆形结构，主要分布于颈部、腋下、腹股沟区及肠系膜等部位，通过淋巴管与整个淋巴循环相通，可以阻挡体外细菌、病毒、真菌等病原对身体的入侵。

（熊　昊）

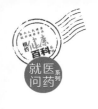

35. 为什么孩子**流鼻血**不需要首先怀疑患**白血病**

　　流鼻血是指鼻腔及周围组织血管破裂，血液向前经鼻孔流出或向后流入口咽部。流鼻血可由鼻本身疾病引起，也可由全身疾病导致。白血病属于一种血液系统恶性肿瘤，常见症状为贫血、肝脾淋巴结异常肿大和皮肤黏膜出血等。大多数情况下流鼻血的原因是鼻黏膜损伤所致，通常也不会持续存在。如果病人反复出现流鼻血，建议及时到医院检查血常规和凝血功能，有助于明确诊断。

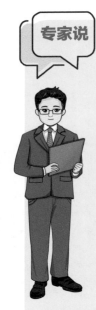

专家说

　　1. 鼻出血的原因有哪些　鼻出血最常见原因是鼻腔血管损伤。鼻腔黏膜尤其鼻中隔前部血管丰富、表浅，容易因鼻腔干燥、扣挖鼻孔等刺激损伤黏膜下血管导致鼻出血。但此类鼻出血一般持续时间较短，且经过吸入湿润空气或改变不良生活习惯后即可改善。外伤、异物、某些肿瘤破坏正常鼻腔黏膜也可致鼻腔血管破裂出血。再生障碍性贫血、白血病、毒物中毒等引起血小板减少，从而导致身体多部位出血，包括鼻出血、皮肤及黏膜出血、尿血、便血等；血友病、肝功能衰竭、维生素 K 缺乏等疾病导致凝血因子数量减少或功能异常，也可引起包括鼻出血在内的身体不同部位出血。

2. 急性白血病为什么会引起鼻出血　急性白血病患者因为机体血小板减少而导致鼻出血，但牙龈出血、皮肤瘀点瘀斑更常见。白血病患者经血常规检查可发现血小板减少、白细胞升高等异常。因此，建议流鼻血患者首先检查血常规，观察血小板、白细胞是否存在异常。如果血常规、凝血功能都正常，很可能是鼻腔原因所导致鼻出血。

健康加油站

过敏性鼻炎是一种鼻黏膜非感染性炎性疾病，是上呼吸道常见的慢性炎症，易感个体接触致敏原后，出现阵发性喷嚏、清水样涕、鼻痒和鼻塞等症状。

过敏性鼻炎可视病情选择使用抗组胺药、糖皮质激素、减充血剂及白三烯受体拮抗剂等药物口服或鼻喷剂治疗。当出现严重鼻塞影响呼吸，或诱发支气管哮喘，甚至出现过敏性休克等严重反应时应立即就近就医并采取紧急治疗。

（熊　昊）

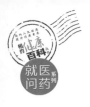

36. 为什么**造血干细胞移植**治疗对**地中海贫血**患儿有效

地中海贫血简称地贫，又称为珠蛋白生成障碍性贫血，是由于基因突变导致珠蛋白肽链合成减少或完全缺失引起的遗传性溶血性贫血，为常染色体隐性遗传病，在我国两广和沿海地区高发。地中海贫血患儿缺乏正常血红蛋白，导致红细胞寿命缩短，发生溶血性贫血，无法正常运输氧气。患儿表现为贫血、巩膜黄、小便黄，还由于继发性髓外造血而出现脾肿大等症状，严重者需靠输血维持生命，一般每月 1 次。目前，唯一能根治重型地中海贫血的方法是造血干细胞移植。

造血干细胞移植是指对患者进行全身照射、化疗和免疫抑制预处理后，将正常供体或者自体的造血干细胞注入患者体内，重建正常的造血和免疫功能，达到治愈疾病的目的。目前造血干细胞移植治疗地中海贫血成功率已高达 90% 以上，疗效显著。

地中海贫血患儿由于先天缺陷不能合成正常的红细胞，而移植治疗就是把采集得到的健康供者造血干细胞，输入到经过大剂量化学药物提前处理的患儿体内，让正常造血干细胞在骨髓中定植并分化为新的造

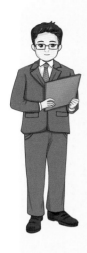

血系统，以取代原有的异常造血系统，实现恢复正常造血功能的目标。

中国学者和医生对造血干细胞移植治疗重型地中海贫血进行了大量的科学研究和临床实践，取得了卓越的成就！造血干细胞移植治疗重型地中海贫血目前成功率已经达到 90% 以上。为避免长期输血所造成的相关的合并症，建议满两周岁的患儿可尽早行造血干细胞移植，以提高移植治疗的成功率和疗效，并减少移植治疗相关的潜在副作用。

在造血干细胞移植治疗还未开展时，输血和除铁治疗是重型地中海贫血传统的治疗方式，但社会和家庭的负担较为沉重。近年来，造血干细胞移植技术的不断进步，让患儿在接受造血干细胞移植治疗后症状得到明显改善，同时也能有效地避免长期输血和除铁治疗带来的治疗风险。所以造血干细胞移植让根治"地贫"不再是空谈和梦想。

（熊　昊）

七

肾脏病与
泌尿系统疾病

37. 孩子多大仍**尿床**
就需要及时就医

尿床，在医学上称为儿童夜遗尿。儿童夜遗尿是指年龄 5 岁及以上的儿童平均每周至少 2 次夜间不自主排尿，并持续 3 个月以上。偶尔有一次或者持续数周的尿床并不能诊断夜遗尿。

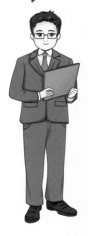

遗尿症的发病机制十分复杂，涉及中枢神经系统、生理节律、膀胱功能紊乱以及遗传等多种因素。目前认为，中枢睡眠觉醒功能与膀胱联系的障碍是单症状性夜遗尿的基础病因，而夜间抗利尿激素分泌不足导致的夜间尿量增多和膀胱功能性容量减少是促发夜遗尿的重要病因。

遗尿问题的后果经常被低估，儿童夜遗尿虽不会对患儿造成急性伤害，但长期夜间遗尿会给患儿及其家庭带来较大的心理压力，对其生活质量及身心成长造成不利影响。持续存在夜遗尿将严重影响患儿的自尊心与自信心，并影响到以后的成人生活。儿童遗尿也会影响孩子生长发育，出现身高偏矮、偏瘦或虚胖身材。尿床时间长还会导致孩子记忆力差、注意力不集中、多动及反应慢等症状，使孩子智商降低，学习成绩下滑。随着孩子年龄的增长，到了青春期遗尿甚至会影响孩子的生长发育和社会交往。

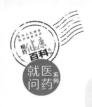

每个家长必须认识到尿床并不是孩子的"过错"，而是一种疾病。5岁及以上的儿童仍经常尿床，家长应引起重视，及早到正规医院进行治疗，排除可能隐藏的其他疾病，提高遗尿症的治愈率。

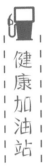

遗尿症患儿的管理

大部分的遗尿症患儿可以自然痊愈，但也有0.5%~2%的患儿遗尿症状可持续至成年期。儿童遗尿症具体的管理方法如下。

（1）早期医院就诊，遗尿症的治愈率可以提高2~3倍。

（2）鼓励患儿白天正常饮水，建议多食用纤维素丰富的食物。睡前2小时禁饮及食用包括粥汤、牛奶、果汁等含水分较多的食品。养成日间规律排尿、睡前排尿的好习惯。

（3）建议家长对孩子多一些鼓励，减轻孩子的心理负担。

（4）如果经过生活改善治疗后遗尿症仍没有得到改善，则应考虑进行药物干预，包括抗利尿激素药、抗胆碱能药、中药等。

（王筱雯）

38. 孩子出现**水肿**是不是得了**肾炎**

　　水肿指人体组织间隙有过多的液体积聚，使组织发生肿胀。通常是由患儿或患儿家属直观观察到的组织肿胀，其中最常见的是双侧眼睑和双下肢水肿。此外，我们更需关注患儿有无其他不适和伴随症状，这对于明确诊断水肿的病因十分重要。

　　儿童水肿的原因可分为良性水肿和病理性水肿，良性水肿通常是因为生活习惯及饮食、药物因素所导致的，去除诱发因素后可自行恢复正常。而我们需要重点关注病理性水肿，因为这是一些疾病的危险信号。引起病理性水肿的病因主要包括肾脏疾病、心脏疾病、肝脏疾病、过敏引起的血管神经性水肿、眼部疾病、

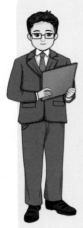

甲状腺疾病及一些特发性的水肿。

如何判断患儿是否水肿，家长需重点关注以下几点。

（1）看眼睑：双眼睑浮肿、沉重，晨起时常常更加明显，水肿的眼睑一般是两边同时存在。

（2）看脚：脚背变"胖"了，平时能穿的鞋子突然变小、变紧，并且足踝处可见到水肿。此外，水肿时可观察到小腿前面（胫前）发硬增粗。

（3）看腰：腰围突然变大也提示可能存在水肿。

（4）看体重：短时间内体重明显增加，也提示体内可能存在多余的水分。

儿童肾脏疾病（包括肾病综合征、肾炎及肾衰竭等）是水肿最常见的原因，早期多表现为眼睑及颜面部肿，后可发展为全身水肿，还可伴有尿量减少、泡沫尿、尿色异常及高血压等异常情况，检查会发现血尿、蛋白尿或肾功能异常。因此，遇到孩子出现水肿时，不能忽视尿检的重要作用，要及时来院就诊以明确病因。

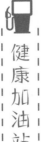

健康加油站

肾炎的分类

依据不同的划分标准，我们可以对肾炎进行分类。根据病程长短分为急性肾炎和慢性肾炎；根据病因可分为原发性肾炎、继发性肾炎以及遗传性肾炎，其中继发性肾炎常见的病因有过敏性紫癜、系统性红斑狼疮、血管炎等，往往需要排除继发性肾炎才能够诊断为原发性肾炎；根据肾穿刺活检病理类型分类，常见的有微小病变、膜性肾病、系膜增生性肾小球肾炎等。

（王筱雯）

39. 孩子**尿潜血阳性**
就是血尿吗

尿潜血是一个半定量指标，是通过尿干化学试纸检测到尿液中的血红素，而出现颜色的变化。尿液试纸分析仪通过试纸颜色是否改变，以及改变的程度来判定结果是否为阳性以及阳性的程度。

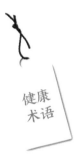

健康术语

血尿： 指尿液中红细胞数目超过正常范围，轻者仅显微镜下发现红细胞增多，称为镜下血尿；重者外观呈洗肉水样或含有血凝块，称为肉眼血尿，是一种常见的泌尿系统症状。

专家说

红细胞和 / 或红细胞变形裂解后溢出血红蛋白，血红蛋白中的亚铁血红素和尿液试纸中的过氧化物反应可使显色剂氧化，而出现颜色的变化。但尿潜血指

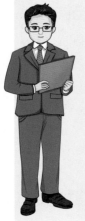

标容易受很多因素干扰，如熬夜、疲劳、发热等，也可出现尿潜血阳性。尿潜血阳性并非诊断为血尿的有力证据。此外，尿潜血阳性还可能提示存在血红蛋白尿、肌红蛋白尿，但这两种情况会伴有其他异常合并症状。

正常儿童尿液中可有极少量红细胞（每高倍视野0~3个），若离心尿沉渣镜检红细胞数量增多超过正常范围（>3个/高倍镜视野）即为镜下血尿。如果肉眼观察为红色、浓茶色尿，甚至有血凝块，同时离心尿沉渣镜检红细胞增多超过正常范围则称为肉眼血尿。目前，大多数医院采用尿液自动分析仪检测，如果尿潜血阳性，需要进一步看尿红细胞计数这个指标。如果超过报告标注的参考范围，即可考虑是镜下血尿。

因此，如尿常规发现尿潜血阳性，需进一步进行尿沉渣显微镜镜检，或者查看尿红细胞计数这个指标，判定是否存在镜下血尿。同时，最好检查清洁晨尿，一方面尿液浓缩，另一方面可以避免活动产生的影响。

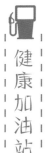

并非所有红色的尿都是血尿，摄入某些食物如甜菜、黑莓、红心火龙果，含有人造色素的食物，服用部分药物（如大黄、利福平、磺胺等）等可引起红色尿；挤压伤、烧伤、疟疾及急性溶血等可导致血红蛋白尿或肌红蛋白尿；新生儿尿内尿酸盐结晶可使尿布呈红色；外阴部其他部位出血混入尿液中（如血便或

者月经血污染）也会导致假性血尿。当出现红色尿时需进一步进行尿沉渣显微镜镜检，或者查看尿红细胞计数来判定是否为真性血尿。

（王筱雯）

40. 孩子**尿酸水平**多少提示**高尿酸血症**

目前。高尿酸血症患者趋于年轻化，在儿童中的发病率也逐步升高，需引起重视。常常会有家长拿着孩子高尿酸血症的化验单咨询，这些孩子大多数没有临床症状。国际上儿童高尿酸血症的定义没有统一的标准。有研究认为，儿童高尿酸血症的定义为血清尿酸水平 1~12 月龄 >500μmol/L，1~10 岁 >320μmol/L，11~15 岁男童 >470μmol/L，11~15 岁女童 >350μmol/L；>15 岁以上采用成人标准。

专家说

随着生活水平提高，高尿酸血症已经成为继高血压、高血糖、高血脂，"三高"后的"第四高"，是威胁我国公共健康的主要疾病之一。尿酸是人体嘌呤代谢的最终产物。人体每天产生和排泄的尿酸保持动态平衡。尿酸生成过多或尿酸排泄减少均会导致高尿酸

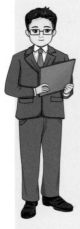

血症的发生。儿童高尿酸血症与遗传、饮食、药物因素等有关，也可继发于某些疾病。家族成员中如果有高尿酸血症的病史，那么后代出现高尿酸血症的概率较高。超重及肥胖的儿童发生高尿酸血症的概率也较体重正常儿童高。沿海地区饮食习惯不同，嘌呤含量高，久居于沿海地区的儿童患高尿酸血症概率也会更高。此外，某些特殊药物（如阿司匹林、呋塞米）也会导致高尿酸血症。但需要重视的是，儿童早发性高尿酸血症与遗传代谢性疾病关系也较为密切，一旦发现，建议专科门诊就诊，明确病因，制定随访计划并进行规范化管理，将尿酸控制在正常水平。

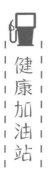

健康加油站

儿童高尿酸血症需要注意什么

（1）规律锻炼，可采取有氧运动，运动次数以每周 4~5 次为宜，但痛风急性期则以休息为主。

（2）增加饮水量，促进尿酸排泄。避免含糖饮料或果糖饮料、果汁、浓汤及酒精摄入。

（3）均衡饮食，低嘌呤饮食为主，每日嘌呤食物控制在 200mg 以下。

（4）药物相关的高尿酸：有些药物会影响尿酸的代谢，使用此类药物时，需要密切监测血尿酸。

（5）生活方式调整后若仍然有明显高尿酸血症，需进行药物治疗，并要规律随访。

（王筱雯）

41. 为什么孩子**发热**，医生会建议**查尿**

临床上常见某些反复发热的小朋友，既没有咳嗽又没有拉肚子，但血常规白细胞和炎症指标异常升高，这时医生及家长需警惕孩子是否存在泌尿道感染。泌尿道感染是由于大量病原体在泌尿道中生长繁殖而引起的炎症。临床上诊断主要依靠尿液分析与尿培养细菌学检查，清洁中段尿沉渣中白细胞 ≥ 5 个 / 高倍镜视野，或者中段尿培养菌落数 >1×10^5/mL，即认为有泌尿系感染。

专家说

在大部分家长的观念里，小孩子发热肯定是感冒，如果拉肚子就是肠胃炎。然而，婴幼儿发热除了呼吸道感染和胃肠道感染外，最容易被忽视但并不少见的是泌尿道感染。在 <2 岁婴幼儿中，由尿路感染所致的发热约占 5%。泌尿道感染是儿童最常见的细菌感染之一，大部分泌尿道感染是因为细菌往上迁移导致的。除了发热外，婴幼儿还可以表现为喂养困难，精神差，

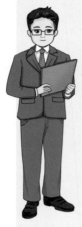

哭闹不安，体重增长不好，尿道口分泌物增多等。大孩子可能会出现尿频、尿急、尿痛、排尿困难，腹痛、腰痛或血尿等症状。因此，对一些发热的儿童，在不伴有咳嗽、吐泻时，需警惕泌尿系感染，建议尽早完善尿常规检查。在抗感染治疗的同时还应根据情况完善影像学检查明确病因，排查有无泌尿系统畸形，如膀胱输尿管反流（vesicoureteric reflux，VUR）等。VUR 在发热性尿路感染患儿中的发病率高达 30% 左右，容易引起尿路感染，反复感染容易导致肾脏瘢痕形成。因此，婴幼儿不明原因发热时一定要记得查尿，不要放过泌尿道感染这个隐藏的真凶。

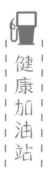

健康加油站

尿路感染患儿需要注意什么

（1）注意休息，鼓励孩子多饮水，饮食清淡、忌辛辣。

（2）鼓励孩子养成良好的排尿习惯，不憋尿。

（3）便后要清洗臀部，保持尿道口清洁，男孩要将包皮尽量翻开清洗。

（4）最好穿着宽松、棉质的内裤，勤更换，洗净后在太阳下晾晒。

（5）儿童不明原因发热时应及时就诊并完善尿常规检查。

（王筱雯）

42. 医生为什么常常会建议
肾病患儿低盐饮食

对于周期漫长的肾脏病儿童来说，疾病缓解除了药物作用外，家长的护理也至关重要。俗话说"三分治，七分养"，饮食和肾脏病的发生也有关系，过度肥胖、摄入过多的蛋白质会加重肾的工作负担，摄入过多的盐和脂肪会导致体内水盐代谢紊乱、血脂异常，进而引发肾损害。

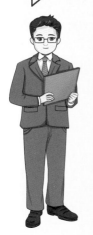

专家说

钠是维持机体内外液体平衡的主要阳离子。当体液中钠的含量增高时，机体会保水来稀释增加的钠浓度，同时也会通过生理效应引起排钠、排水增加，以保持体内的水、钠平衡。肾脏病患儿水、钠排出减少，过多的液体积聚在体内，会出现水肿和高血压。

肾脏病患儿膳食总的原则是低盐、低脂、优质蛋白饮食。低盐饮食是指每日的食盐量不要超过 5g；肾病综合征患者水肿严重时需采取无盐饮食或低钠饮食，即每日钠的摄入量不要超过 1g 或禁盐。同时，还需要注意以下几种。

（1）限盐不宜长期进行，肾脏病患儿待水肿明显好转后限盐应放宽，并根据病情逐渐增加食盐的摄入量。在使用利尿剂或宝宝吐泻时需要增加盐分的摄入，

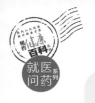

避免低钠血症等电解质紊乱。

（2）尿少、血钾高者应限制含钾高的水果，如香蕉、橙子等。

（3）应特别注意要保证充足的热量，并平均分配在一日三餐中，不要一次摄入过多。

（4）注意饮食卫生，饮食种类尽量要多样化，以新鲜、清淡易消化为主，保证维生素及微量元素的摄入，应忌食虾、蟹、酱菜、甜面酱、腐乳、香肠、腊肉等食物。

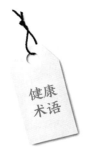

健康术语

低盐饮食： 指每日钠摄入量在 2g 左右（折算成食盐约 5g），绝大部分食物本身含有相当数量的钠，所以饮食中尽量少用食盐、酱油等调味剂，禁忌酱菜、甜面酱、咸肉、腊肠以及各种荤素罐头食品等。

无盐饮食： 指每日钠摄入量在 1g 左右，除限制低盐饮食中的食盐和酱油外，其他禁忌食物同低盐饮食。

低钠饮食： 低钠饮食比无盐饮食更严格，是指每日钠摄取量在 500mg 以下，除无盐饮食的要求外，还要限制一些含钠量高的蔬菜，如茼蒿（1.61mg/g）、芹菜茎（1.59mg/g）、小茴香（1.86mg/g）等。

（王筱雯）

八

心血管系统
疾病

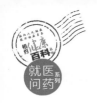

43. 为什么儿童**高血压**
不能一降了之

儿童高血压不能用一个简单的目标范围表示，因为正常血压范围会随着儿童成长而变化，并且与孩子的性别、年龄、身高、体重均有关联。

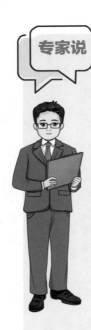

专家说

高血压不是中老年人的专利，儿童也会患高血压。高血压分为原发性和继发性，儿童以继发性高血压更为常见。原发性高血压没有明确病因，但与遗传、胎儿生长发育、母亲妊娠期高血压、肥胖、摄盐过多等因素有关，在 6 岁及以上儿童中常见。继发性高血压是由其他疾病引起的，例如肾脏疾病、心脏缺陷、遗传性疾病或内分泌相关疾病。一旦发现高血压，应及时医院就诊。

在治疗高血压前，必须先明确高血压的原因，如为继发性高血压，则治疗主要针对引起高血压的原发疾病，比如肾脏病引起的要及时治疗蛋白尿、血尿、肾功能不全，肾动脉狭窄者可以采用介入安放支架治疗，肾上腺有肿物者采用手术切除治疗等。

原发性高血压的处理优先考虑生活方式干预，如进行体育锻炼、调整饮食、营造无烟环境、进行健康教育、制定生活方式干预目标及建立健康促进的奖励制度等。如肥胖者，可以在医生的指导下制定减肥计划。孩子诊断为严重高血压或生活方式干预无效时，则需要药物治疗，常用的药物有血管紧张素转换酶抑制剂、血管紧张素受体阻滞剂、钙通道阻滞剂及利尿剂等。

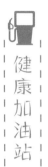

健康加油站

继发性高血压的病因

继发性高血压的病因多种多样，包括但不限于以下几种。

（1）肾脏疾病：如急性或慢性肾小球肾炎、肾盂肾炎、肾病及肾动脉狭窄。在遗传病中，肾脏中的囊肿会干扰肾功能，可能导致血压升高。

（2）内分泌性疾病：如原发性醛固酮增多症、嗜铬细胞瘤、库欣综合征、甲状腺功能亢进等。

（3）心血管病变：如主动脉瓣关闭不全、主动脉缩窄等。

（4）颅脑病变：如脑肿瘤、脑外伤等。

（5）药源性高血压：如口服甘草、类固醇、非甾体类抗炎药。

（6）阻塞性睡眠呼吸暂停综合征：睡眠供氧不足可能损害血管壁内膜，从而导致血管更加难以控制血压。

（吉　炜）

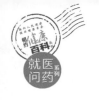

44. 孩子体检发现
心脏杂音怎么办

关键词

心脏杂音 先天性心脏病

心脏杂音是由于血液流动方式的改变，从层流变为湍流或漩涡，冲击心脏结构（如心壁、瓣膜、腱索或大血管壁）产生振动而形成的声音。导致孩子心脏杂音的因素有很多，应前往心脏科就诊明确病因。

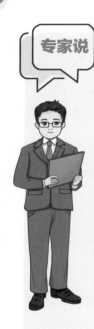

专家说

首先，杂音可能是生理性的，孩子哭闹、情绪激动、剧烈运动、感冒发热、贫血等，心跳加快，血流速度加快，血液流经心脏时更容易产生杂音，即生理性杂音。生理性杂音通常无害，心血管方面不需要特殊处理，待诱发因素消除后心脏杂音可逐渐消退。然而，如果杂音是病理性的，那可能是先天性心脏病引起的。先天性心脏病可表现为面色青紫、体重增长速度慢、活动耐量减少、反复呼吸道感染，严重程度因人而异。常见的先天性心脏病包括房间隔缺损、室间隔缺损、动脉导管未闭等。这种情况下，孩子应积极治疗以避免严重后果。

如果孩子被发现有心脏杂音，建议尽快就诊并完成超声心动图检查。这可以帮助医生评估心脏结构是否正常，并确定进一步处理方式。如果杂音是由于先天性心脏病引起的，根据病情的严重程度及医生的建议进行恰当的处理，如保守治疗、介入治疗或手术治疗等。

生理性心脏杂音是正常的心脏声音，不是由于疾病或异常情况引起的。这种杂音的产生机制是心肌收缩力增强，推动血流在心血管系统内流动加快，血液流动引发血管壁及瓣膜震动，从而产生杂音。

以下情况可能导致生理性心脏杂音。

（1）发热：体温升高会使得心跳加快，血流速度增快从而产生杂音。

（2）贫血：贫血会使心脏需要更快地泵血以满足身体对氧气的需求，可能导致杂音。

（3）甲状腺功能亢进症：甲状腺功能亢进症会增加心脏的工作负荷而导致杂音。

（4）快速成长阶段：例如青春期，身体的快速成长可能会导致心脏需要更快地泵血，从而产生杂音。

（5）身体活动或运动：运动后，心脏需要更快地泵血以满足身体对氧气的需求而导致杂音。

（6）怀孕：怀孕期间，母体的血液循环量会增加，心脏需要更快地泵血，可能会产生杂音。

（吉　炜）

45. 孩子**肺炎反复**，
为何却被诊断**先天性心脏病**

反复呼吸道感染　先天性心脏病

先天性心脏病是指在出生前就存在心脏结构异常，这些异常可能影响心脏的壁、瓣膜、动脉或者静脉。先天性心脏病包含多种不同疾病，严重程度因人而异，有些可能出生时就需要立即手术，而有些人可能一生中都不需要治疗。

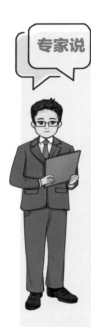

专家说

导致儿童反复呼吸道感染的原因众多，如免疫系统发育不成熟、生活习惯不良、环境因素、基础疾病、营养因素等。而基础疾病又包括免疫缺陷病、先天性心脏病、严重营养不良、胃食管反流等。

先天性心脏病易导致反复呼吸道感染。部分先天性心脏病，如室间隔缺损、动脉导管未闭和房间隔缺损等存在大量动脉血从左向右分流，静脉回流受阻，或心功能不全，患儿处于肺充血和肺淤血状态，即使是轻微的上呼吸道感染也容易引起肺炎反复，甚至心力衰竭。肺炎合并心力衰竭的患儿会出现呕吐、食欲减退、腹痛、少尿或无尿、眼睑浮肿和下肢浮肿等表现，可有口唇紫绀、喘鸣，在查体时可发现明显的心率增快、呼吸急促，两肺听诊可能闻到哮鸣音、水泡音。因此，如果先天性心脏病没有得到治疗，肺炎和心力衰竭可能反复发作，导致患者的病情反复，甚至危及生命。因此，应在心血管专科医生的建议下进行恰当的治疗，避免反复肺炎的发生。

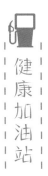

健康加油站

先天性心脏病的分类

根据血液动力学及病理生理变化，先天性心脏病按有无分流分为3类。

（1）无分流类：即心脏左、右两侧或动、静脉之间无异常通路和分流的先心病，如肺动脉狭窄、主动脉缩窄等。

（2）左至右分流类：为心血管左、右两侧之间存在异常通道，如室间隔缺损、房间隔缺损和动脉导管未闭等。一般情况下，由于体循环压力高于肺循环，故血液从左向右分流而不出现发绀。

（3）右至左分流类：也称为发绀型先心病，为右心血液通过异常通道直接流入左心，出现持续性发绀，如法洛四联症和大动脉转位等。

（吉　炜）

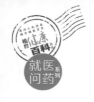

46. 孩子**反复晕厥**，
何种情况需及时就医

关键词

晕厥 心脏

晕厥在医学上被定义为大脑一时性缺血、缺氧引起的短暂的意识丧失。它是一种突然发生的短暂意识丧失的综合征，其特点为突然发作（少数患者有前驱症状）、意识丧失时间短（一般 1~2 分钟，罕有超过 30 分钟）、常不能保持原有姿势而跌倒、在短时间内迅速苏醒并少有后遗症，多无手足抽搐及大小便失禁。意识恢复后无特殊不适，或仅有短暂而轻微的头晕、乏力、肢软等症状。

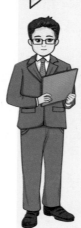

专家说

晕厥原因复杂，可由多种原因引起，包括但不限于以下几种情况。

（1）心脏疾病：如各种快速性心律失常（室性心动过速、室扑、室颤、室上性心动过速等），主要是心跳过速时心脏排血量急剧下降所致。另外，主动脉瓣狭窄、肺动脉瓣狭窄、心包填塞、肥厚型梗阻性心肌病等都可突然导致晕倒。

（2）脑部疾病：如大面积的脑梗死，关键部位的脑出血等，除突然晕倒外，查体可以发现明显的病理征。

（3）低血糖：有低血糖的病史，且反复发作，发病时查血糖有助于明确诊断。

（4）低血压：体位性低血压是一种常见的原因，人在发生体位变化的时候，血液不能正常供应大脑从而发生晕倒，如血管迷走性晕厥。因此，体位变化时动作幅度不要太大，慢一点就可以避免。

（5）药物：某些药物，如抗癫痫药、抗抑郁药、镇静剂，可导致头晕等。尤其是降压药，如果血压降得太低，可能会导致晕厥。

（6）其他原因：失血、腹泻、大量使用利尿剂等都可能会导致突然晕倒，在老年人多见。

如果孩子出现晕厥，家长应立即带其前往心内科或神经内科就医，并进行详细检查和评估。

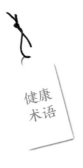

健康
术语

血管迷走性晕厥：是一种常见的晕厥类型，是由于机体控制心脏和血管的自主神经系统对外界各种刺激因子反应过度，引起血管扩张和/或心动过缓，从而导致动脉血压和全脑灌注降低。患者表现为心率减慢，腿部血管扩张，血液积聚在腿部致血压下降，流向大脑的血液迅速减少，导致晕厥。其最常见的诱发因素包括疲劳、睡眠不足、精神紧张、长时间站立以及闷热的环境等。

（吉　炜）

47. 孩子总说**心慌、心跳快**
是得了心脏病吗

关键词

心悸 生理反应

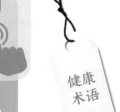

心律失常：
指心脏冲动的频率、节律、起源部位、传导速度或激动次序的异常。

心悸是指人们主观感觉上对心脏跳动的一种不适感觉，可以是疾病的征兆，也可能是正常的生理反应。即使心率和心律正常，也可能会有心悸的感觉。当心率加快时，可能会感到心脏跳动不适，心率缓慢时可能会感到搏动有力。

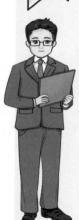

孩子自觉心跳快不一定是心脏病，其原因多种多样，常见于以下情况。

（1）生理性心跳快：这是儿童最常见的原因，如发热，体温每升高 1℃，心跳每分钟会增加 10～15 次。另外，活动后的孩子心跳也会增快，每分钟可达到 140～150 次。

（2）全身性疾病：疾病状态下影响导致心跳增快，如贫血、甲状腺功能亢进、脱水等。

（3）心脏疾病：包括两种情况，①心功能不全所导致的心跳增快，如孩子有室缺、房缺，动脉导管未闭等先天性心脏病，这些孩子容易出现充血性心力衰竭，心跳增快；②心脏的节律异常、心电的异常所导致的心跳增快，即心律失常。最常见于室上性心动过速，会导致心跳增快每分钟可达 180~200 次。

（4）心脏神经官能症：这是一种由于自主神经功能失调引起的一种临床综合征，以青春期女性为多。患儿除感心悸外，常伴有头痛、头晕、失眠、易疲劳及注意力不集中等神经官能症症状。

因此，如果孩子出现异常的心跳增快，应及时到儿童心血管专科就诊并处理。

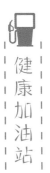

健康加油站

心律失常可以分为以下几种类型。

（1）窦性心律失常：由于窦房结冲动发放频率的异常或窦性冲动向心房的传导受阻所致的心律失常，如窦性心律不齐、窦性停搏等。

（2）异位心律：如果发放冲动的起源点不是窦房结，则称为异位心律，包括各类早搏、各类心动过速、扑动及颤动。

（3）心脏传导阻滞：冲动在心脏传导系统的任何部位的传导均可发生减慢或阻滞。

心律失常是否需要处理应遵从心血管专科医生的建议。

（吉　炜）

48. 孩子最近不喜欢活动，为何被诊断为**心力衰竭**

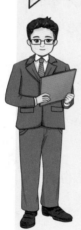

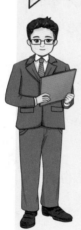

活动耐量减少通常是指患者在进行体力活动时，由于心脏或其他器官功能的损害，导致其不能像正常人那样进行持久的活动。这经常是逐渐发生的，可能未引起家长注意，除非仔细观察日常生活能力发生的变化。

专家说

儿童活动耐量减少可由多种原因引起，多见于以下几种情况。

（1）心脏疾病：如急性或慢性心力衰竭，可能导致呼吸困难、乏力、疲倦、运动后恢复时间增加等症状。另外，多种先天性心脏病可影响心排量，从而引起活动耐量减少。例如室间隔缺损、动脉导管未闭等形成左向右分流，肺循环血流量增多，体循环血流量减少，病情达到一定的严重程度后，孩子在吃奶、哭闹或体力活动时可突然出现呼吸困难、发绀、神志不清、晕厥、抽搐甚至死亡。

（2）肺部疾患：支气管肺发育不良、哮喘的患儿可能因为肺通气换气能力不足影响活动耐量。

（3）甲状腺功能异常：甲状腺功能减退症可能导

致疲劳、体重增长、肌无力等症状，这些症状可能影响儿童的活动耐量。同时，甲状腺功能亢进影响基础心率而影响患儿活动耐量。

（4）肾脏疾病：肾脏疾病可使肾脏重吸收糖发生障碍而影响孩子的活动耐量。

（5）营养不良：如贫血、营养不良等，可能会导致儿童体力下降而影响活动耐量。

（6）风湿性疾病：如幼年型皮肌炎、系统性红斑狼疮、系统性硬皮病等可表现为肌痛、肌无力等致活动耐量下降。

（7）神经性疾病：如脑卒中、多发性硬化症等会影响中枢神经系统，通常会导致肌肉无力和疲劳，从而使锻炼变得更加困难。

如果孩子最近不像平时那样爱活动了，应及时就诊明确病因。

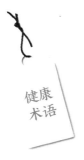

健康
术语

心力衰竭： 是各种原因导致的心脏结构或功能的异常改变，使心室收缩或舒张功能发生障碍，心输出量不能满足机体的需求所形成的一组综合征。

儿童心力衰竭常由心肌病、心肌炎、先天性心脏病等引起。儿童心衰症状有鲜明的年龄特点，婴幼儿心衰以呼吸困难、多汗、烦躁、喂养困难及生长发育落后为主要表现；而儿童及青少年心衰则以运动后气促、乏力、纳差和腹痛为主。生长发育落后是儿童慢性心衰特有的表现之一，生长发育落后的患儿除关注营养状况及消化系统疾病外，也应注意是否存在心衰。

（吉　炜）

九

眼科
疾病

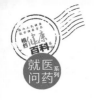

49. 为什么家长很难发现孩子**视力异常**

视觉是儿童认知世界的首选方式，随着社会的发展、科技的进步，儿童面对屏幕和书本的时间越来越多，一些不良的用眼习惯会对眼睛造成危害，引发各种视力问题；此外，还有一些眼部疾病引起的视力异常，如果不能及时发现、干预，很可能会造成不可逆的视力损害。而令人担忧的是，由于各种原因，很多家长很难及时发现孩子们的视力异常。

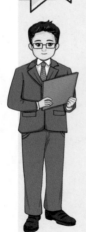

专家说

视力异常是孩子们常见的问题，然而，很多家长却很难及时发现孩子的视力问题。主要有以下几个原因。

（1）幼儿不会准确表达自己的视力问题：他们可能无法描述自己看东西的清晰度或者模糊度，或者无法表达视力问题所导致的不适感。这些孩子，尤其是婴幼儿的视力异常，更容易被家长忽视。

（2）有些视力问题是逐渐发展的，出生时候眼部体检正常并不能代表后续没有问题：但很多家长没有定期给孩子检查视力的习惯，所以在视力异常的早期和发展过程中很难被家长及时发现。

（3）有些孩子对视力检查感到害怕进而抗拒检查，而家长可能因为孩子的抵触情绪而犹豫是否强制孩子进行视力检查：这种犹豫可能导致孩子的视力问题得不到及时发现。

（4）部分视力问题可能与其他眼病有关：例如先天性白内障、先天性青光眼、先天性上睑下垂、斜视等。这些疾病可能会影响孩子的视力或视功能，但可能不会立即表现出明显的症状，或者孩子太小不能描述异常的视觉体验，尤其单眼致病的情况。因此，家长可能很难发现孩子的视力问题，直到病情已经发展到较为严重的阶段。

健康加油站

如何及时发现孩子的视力问题

（1）注意孩子的行为习惯，及时发现视力异常的危险信号：如宝宝对光照无反应，面部不转向明亮处；视力极低下的婴儿，常用小手挤压眼睛，医学上称为指眼现象；会走路的幼儿经常跌跌撞撞，躲不开眼前的障碍物；看上去眼神不对劲，仅用一眼注视目标，看电视时歪头眯眼，看书时距离过近；看起来好像是对眼或外斜，两只眼睛好像视线不一致；不困的时候也常揉眼睛等。

（2）定期检查视力：建议家长至少每半年带孩子去专业儿童眼科医生那里检查一次视力，以便及早发现孩子的视力问题。

（李 雯 乔 彤）

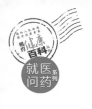

50. 为什么**先天性白内障**患儿需要漫长的治疗时间

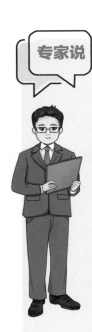

先天性白内障是胎儿发育过程中形成的不同程度、不同形式的晶状体混浊，多数出生前即已存在，少数在出生后逐渐形成或明显加重，是造成儿童失明和弱视的重要原因。其治疗方法包括保守治疗和手术治疗。

专家说

先天性白内障的治疗根据病情而定，对视力影响不大者，药物或定期随诊观察即可；对于会明显影响儿童的视力和视力发育者，如果治疗不及时或不当，会导致视力发育迟缓、弱视、斜视及眼球震颤等并发症，甚至造成终身残疾。因此，对于这类白内障，需要采取积极、规范的治疗措施，而整个治疗过程是一个长期的过程。

先天性白内障的治疗需要经过多个阶段，对于混浊范围大或混浊位于晶状体中央明显遮挡光线进入眼内的患者，需要采取手术治疗，包括手术摘除白内障、植入人工晶状体等。手术后，患者应及时验光配镜，矫正手术后的屈光不正，避免形成弱视。并且每年要定期复验，及时调整眼镜的度数。儿童生长发育的差异也会导致每个孩子的手术时机和恢复时间有所不同，因此治疗周期会有所延长。

先天性白内障治疗后，需要进行长期的康复训练，包括弱视训练、视功能训练等，以促进视力和视功能的正常发育，提高治疗效果。视觉康复训练的时间和效果也会因个体差异而有所不同。

在治疗过程中，还需要给予儿童和家属心理支持，帮助他们面对和克服疾病带来的困难和挑战。

总之，先天性白内障需要漫长的治疗时间，需要根据患者的年龄、病情、视力发育状况等因素进行个体化的综合治疗，包括手术、术后一定时间的康复训练和心理支持等，以达到最佳的治疗效果。

健康加油站

先天性白内障的手术时机

婴幼儿在出生后 6 个月内是视觉发育的关键时期，若在这个阶段发生白内障，不仅会造成视力损害，同时也会破坏双眼视功能及色觉的发育。对于全白内障或位于视轴中心、混浊程度明显的白内障，应在出生后全身麻醉许可的前提下及早手术，手术愈早，患儿获得良好视力的机会愈大，一般在出生后的 1~2 个月进行手术最好。对于双眼白内障的患儿在完成一眼手术后，应在较短的时间间隔后完成另一眼手术。但对于因风疹病毒引起的先天性白内障不宜过早手术。

（李 雯 乔 彤）

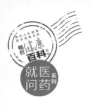

51. 为什么孩子**歪头视物**不等于**斜视**

关键词

歪头 斜视

有些孩子经常喜欢歪着头看东西，或出现左侧、右侧面转，两只眼一起斜着看电视，家长们首先想到的往往是斜视。斜视是导致儿童视觉发育障碍的常见眼病，是指一只眼注视时，另一只眼视轴偏离平行的异常眼位，两眼不能同时注视目标。

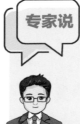

专家说

孩子歪头视物时，确实需要排除斜视的问题，尤其是麻痹性斜视，但并不是所有的歪头都是斜视。还需要注意可能存在以下几个方面的原因。

（1）屈光不正：包括近视、远视和散光，孩子通过歪头，减少屈光不正引起的物象变形，以达到清晰的视觉状态。对于这样的患儿，需到眼科进行散瞳验光，戴镜矫正之后，歪头也会治愈。

（2）特发性眼球震颤：眼球震颤是眼球的一种不自主的摆动。有些患儿在向某个方向注视时眼球震颤会减轻或停止，视物更清楚，因此孩子就会采取这个固定的头位视物。目前对这种歪头可以通过手术或佩戴三棱镜来帮助减轻眼颤、消除头位。

（3）侧视症：这是学龄期儿童歪头的主要原因，

表现为平时头位正常，屈光、眼位、眼球运动各项检查均无异常，唯有专心致志看电视或注意力集中时，头面部无意识歪向一侧。这样的孩子需要到医院检查一下双眼视功能，有些需要做高级视功能的训练，提高融合立体视功能，也会有所改善。

（4）先天性肌性或骨性斜颈：因为颈部胸锁乳突肌或颈椎发育异常引起，遮盖一眼后，歪头不改善，需外科或骨科治疗。

（5）倒睫：儿童上下眼睑睫毛倒向眼球，刺激最敏感的角膜，会产生不适感，为了避免角膜受伤，会采取代偿头位或者眼球转动方位保护角膜。

当家长发现孩子出现歪头视物的情况，千万不要想当然的认为这只是孩子的不良习惯，应该及时带孩子去医院检查，除了斜视，还要看看是否有其他的病理性的因素。

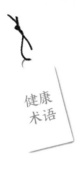

健康术语

眼性斜颈： 指由眼部疾病引起的歪头视物。其病因包括麻痹性斜视或限制性斜视、水平斜视伴 AV 征、先天性特发性眼球震颤、明显的屈光不正（特别是散光）、睑内翻倒睫等。儿童的眼性斜颈，如不及时治疗，长期的歪头，还可引起永久性面部发育不对称和骨骼肌肉继发性变化。

（李　雯　乔　彤）

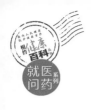

52. 孩子**倒睫**家长可以自行处理吗

关键词

倒睫 治疗

通常我们眼部的睫毛末端都是远离眼球表面，向前向外生长的，但有时睫毛会因为各种原因反向生长，向后向内触碰到眼球表面，这就是我们所说的"倒睫"。它会导致睫毛经常摩擦角膜、结膜上皮，引起眼痛、畏光、流泪及异物感等，还会出现结膜充血、角膜浅层混浊、血管新生、角膜上皮角化、角膜溃疡及角膜白斑等情况，进而影响视力。

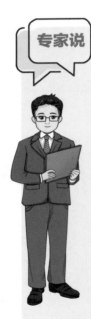

专家说

有些家长发现孩子倒睫后，会自己给孩子剪睫毛、拔睫毛，认为只需要简单剪短或拔除就能解决问题。其实这种做法并不靠谱。因为睫毛剪短或拔除之后，常常会留下一些锐利的根部，2~6周重新生长出来的睫毛可能变得更粗更硬，加重对角膜的刺激，造成更加严重的刺激症状。更何况，睫毛除了美化眼睛，还能起到遮光和挡灰的作用，不宜随意拔除。除了"拔"睫毛，还有家长尝试通过贴胶布来矫正倒睫，但贴粘胶的方法可能会引发皮肤过敏，撕开胶布时可能会损伤皮肤，反复撕、贴牵拉皮肤还会加重皮肤松弛。也有的家长试图烫睫毛，使睫毛外翘，但并不能解决根本问题，有些倒睫并不是睫毛本身的问题，如常见的睑内翻引起的倒睫，烫睫毛不但没用，还容易造成眼部损伤。

所以，家长不仅需要密切观察孩子的倒睫情况，包括睫毛的生长方向、长度、硬度等，以及孩子是否出现畏光、流泪等不适症状。还需注意，一旦发现孩子存在倒睫，正确的做法是及时就诊，根据医生建议采取相应的治疗措施，切不可自行处理。

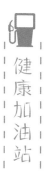

健康加油站

儿童倒睫的治疗

如果倒睫数量较少，且没有明显的不适症状，可以暂时不做处理，密切观察。定期到医院眼科复查（一般每 3~6 个月复查 1 次），判断后续是否需要治疗。有些儿童的倒睫可能会随着年龄的增长和鼻梁的发育而得到改善。如果 3~4 岁以后，孩子的倒睫还没有自愈，就可能需要进行干预，因为 3~4 岁以后睫毛会越来越硬，从而刺激角膜、结膜，引起角膜上皮损伤或出现角膜刺激症状，或伴有睑内翻的情况，则需要考虑手术治疗。常用的手术方式为睑内翻矫正术（缝线法、切开法），该手术创伤小，恢复期也较短，如合并内眦赘皮导致的倒睫也会一并矫正。总之，儿童倒睫的治疗方法需要根据具体情况进行选择，在医生的指导下进行针对性处理。

（李　雯　乔　彤）

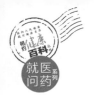

53. 有**近视家族史**的孩子需要**早期干预**吗

关键词

近视家族史

早期干预

我国儿童青少年近视率逐年上升，并呈低龄化、高度化趋势。2023 年统计病理性近视导致的致盲性疾病已经占据眼病致盲的首要病种。近视的发生、发展受到多种因素的影响，其中，遗传因素起重要作用。近视具有家族聚集性，如果家族中有近视的遗传史，孩子患近视的风险会相对较高。

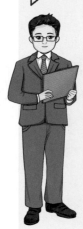

专家说

对于有近视家族史的孩子，早期干预是非常重要的。

首先，近视具有一定的遗传倾向，特别是对于那些家族中有近视病史的孩子，他们患近视的可能性比其他孩子更高。因此，这些孩子需要更早地进行预防和干预。如果等到发展成为高度近视、病理性近视，发生眼部并发症时再去着急，有些损失就难以挽回了。

其次，近视不仅影响视力，还可能对孩子的身心健康产生负面影响。如果孩子因为近视而无法准确接受外界信息，这可能会影响他们对环境和事物的感知，从而影响他们的学习和生活。

此外，如果孩子因为近视而不方便参与各种活动，或者因为近视度数不断加深而无法选择自己喜欢的专业或职业，这可能会对他们的未来产生负面影响。

最后，如果孩子发展成为高度近视，还有可能会引起眼球结构变化，如眼轴变长，眼球突出；眼球后极部扩张，形成后巩膜葡萄肿；诱发眼底病变，如视网膜变性、裂孔、视网膜脱离等，严重的还会导致失明。

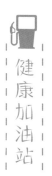

健康加油站

在家如何预防近视

（1）控制用眼时间：家长应该帮助孩子控制用眼时间，并确保他们采取适当的休息和放松眼睛的措施，如每 20 分钟休息一下眼睛、眺望远处等。

（2）增加户外活动时间：建议每天至少进行 2 小时的户外活动。

（3）保证充足的睡眠时间。

（4）保持正确的读写姿势：用眼距离要适中，不要在过亮或过暗的环境下阅读，保持正确的坐姿和握笔姿势，以减少对眼睛的压力，预防近视的发生。

（5）饮食调整：建议孩子饮食均衡，多吃富含维生素 A、维生素 C、维生素 E 和锌的食物，如胡萝卜、菠菜、鸡蛋等。

（6）定期进行视力检查：建议家长定期带孩子进行视力检查，早期发现近视问题，及时干预。

（李　雯　乔　彤）

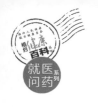

54. 如何**延缓近视**孩子的病情进展

　　我国儿童青少年近视率居高不下，如果近视没有得到及时的矫正和控制，可能会发展成为高度近视、病理性近视，出现玻璃体混浊、斜视等严重问题，甚至有致盲的风险。不仅影响青少年的学习、生活质量，还对他们的心理健康、运动和娱乐、未来职业选择以及日常生活造成困扰。

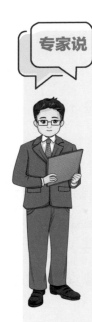

专家说

　　对于近视，家长需要明确一个观念：近视是不可逆的，但近视的发展速度是可以通过科学的手段加以控制的。近视防控是一个综合的治疗。目前，控制近视进展的方法主要有以下几种。

　　（1）光学矫正：验配合适的框架眼镜是近视矫正方法中最安全简便的一种方法。镜片包括单焦和离焦。其中，离焦镜片是周边采用了特殊的光学设计，使物像成像于视网膜前，从而抑制眼轴增长，使孩子的近视度数趋于稳定。另一类是接触镜，需要佩戴在角膜表面，包括角膜塑形镜（OK镜）、硬性透氧性角膜接触镜（rigid gas permeable contact Lens，RGP）、离焦软镜等。这类接触镜的验配对患者有一定的要求，需要到正规医疗机构检查后，听取医生的意见。

　　（2）药物：到目前为止，阿托品滴眼液仍是唯一经循证医学验证能有效延缓近视进展的药物。低浓度阿托品滴眼液兼顾了有效性和安全性。

（3）手术：适用于控制儿童青少年高度近视的手术方式是后巩膜加固术。

（4）行为防控：是近视防控的基础，包括每天至少 2 小时的户外活动；避免长时间近距离用眼，保持正确读写姿势；自觉减少电子产品使用；不在走路时、卧床时、晃动的车厢内、光线暗弱或阳光直射等情况下看书或使用电子产品；保障睡眠和营养；控制甜食、油炸食品的摄入量，少喝碳酸饮料，多吃水果蔬菜等。

健康加油站

后巩膜加固术

后巩膜加固术是阻止或缓解近视发展的一种手术，它通过在后巩膜处，一般是黄斑的后部，利用生物或人工合成材料对后极部巩膜薄弱区进行加固，通过机械加固、改善血供、促进胶原增生、减轻牵拉来机械增强巩膜，阻止眼轴拉长。

对于高度近视患者，后巩膜加固术可以帮助减缓近视度数的增长，减少并发症的发生，起到较好的治疗效果。但是需要注意的是，手术效果会因为患者的年龄、近视度数等因素而有所不同，也可能存在一定的手术风险，需要医生根据患者的具体情况进行评估和决策。

（李 雯 乔 彤）

十

耳鼻咽喉
疾病

55. 孩子突然**耳朵痛**
需要及时就医吗

引起孩子耳朵痛的原因有很多，比较常见的有外耳道炎、中耳炎、耳外伤、耳内异物、耵聍栓塞等。其中中耳炎源于细菌以及病毒的感染，可由感冒、流感、鼻窦炎等疾病引起。那么，当孩子突然说耳朵痛，要不要马上去医院就诊呢？

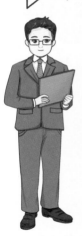

专家说

主要看耳痛的程度，如果只是有点痛，还能忍受，可以先观察观察，比如耳内耵聍进水、吹过冷风或局部外耳道炎引起轻微耳痛有时可以自愈。如果是不明原因突发剧烈耳痛，伴哭闹，有时伴有发热、咳嗽、鼻塞流涕等上呼吸道感染症状，建议及时就医。还有些特殊情况下出现的剧烈耳痛，比如耳朵受伤、挖耳时耳内戳伤甚至出血，或者耳内进异物尤其是活虫等，也建议立即就医。

"急性中耳炎"和"急性外耳道炎"是引起儿童耳痛、流脓最常见的疾病。导致耳朵发炎的原因包括感冒、在不干净的水中游泳、洗头洗澡时耳朵进水、婴儿躺着吃奶导致乳汁进入中耳等。这类炎症导致的耳痛比较厉害，吞咽、咳嗽、拉扯耳廓时可加重，可伴有耳闷、听力减退，还可能出现发热、精神不振等全

身症状，部分严重的急性中耳炎可导致鼓膜穿孔。不过家长们也不用过分紧张，大部分中耳炎及时就医，由医生清理脓液、检查外耳道及鼓膜的情况，给予足量的抗生素抗感染，一般 7~10 天即可痊愈。小部分有鼓膜小穿孔的，穿孔大多能在感染控制后自行愈合，只有很少一部分感染控制不佳的可能转变成慢性中耳炎。

急性中耳炎是可控可预防的疾病，具体有以下预防要点。

（1）增强体质，预防上呼吸道感染：上呼吸道感染时，细菌或病毒易通过小儿咽鼓管逆行导致中耳感染，引起化脓性中耳炎。如果患上呼吸道疾病（如急性鼻炎、慢性鼻炎）时擤鼻涕不当，易使鼻涕由咽鼓管侵入中耳，引起发炎。

（2）注意外耳道卫生，防止污水入耳：外耳道不卫生，使用不洁器具挖耳，特别是污水进入耳内，均可将致病菌直接带入中耳，导致化脓性中耳炎。

（3）正确喂养，防止反流：婴儿消化系统功能尚未发育完全，喂养姿势不当比如平卧喂奶、喂奶后未及时竖抱拍嗝，易导致胃食管返流，产生呛咳，牛奶、水等物质易通过小儿咽鼓管进入中耳，导致中耳感染。

（付　勇）

56. 孩子吃饭不小心
鱼刺卡喉该如何处置

鱼刺卡喉是耳鼻喉科最常见的急诊之一，不论是小孩还是大人，吃鱼时不注意都容易卡鱼刺。

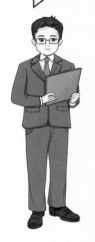

吃鱼时仔细挑刺、不说话玩闹是预防的关键，但万一不慎卡住鱼刺，大孩子还能描述自己"喉咙痛""咽口水时有东西在扎"，幼儿往往表达不清，但常表现为不愿喝水、不愿吃东西、异常哭闹、吐口水等。如果出现这种情况，首先应立即停止进食，试着让孩子用力咳嗽、用勺子按压舌根催吐，比较松动的鱼刺可能随着咳嗽的气流带出或随着呕吐物吐出（非常不推荐吞饭团，饭团是有可能将鱼刺一起吞下去，但也可能导致鱼刺扎得更深更牢，甚至完全扎进咽喉的肉里导致更严重的后果。当然也不推荐喝醋，醋并没有溶解鱼刺的作用）。如果咳嗽、呕吐后孩子的症状仍没有好转，建议尽快于就近医院的耳鼻咽喉科急诊就诊，若医生能看到鱼刺，一般夹出后症状即好转。也有一部分孩子就诊后医生未发现明显鱼刺，这可能是鱼刺被患儿咽下导致咽部划伤，一般疼痛较轻，可观察1~2天，大部分可自愈。

鱼肉很有营养，但不能因为怕扎到鱼刺就不给孩子吃鱼。不

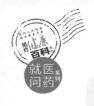

能自己剔鱼刺的小宝宝，最好吃剁烂的鱼肉泥，爸爸妈妈一定要细心再细心，要保证把鱼刺剔除干净再给孩子吃。当孩子能自主进食时，父母要勤示范，耐心教孩子如何吃鱼，并注意监督，确保孩子不把鱼刺吞进去。

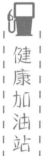

孩子吃鱼如何避免鱼刺卡喉

尽量做一些鱼刺较少、较大、容易剔刺的鱼给孩子吃。首推海鱼，如罗非鱼、银鱼、鳕鱼、青鱼、黄花鱼及比目鱼等。这些鱼肉中鱼刺较大，几乎没有小刺。吃带鱼时去掉两侧的刺，只剩中间与脊椎骨相连的大刺，给孩子吃也较安全。如果吃鲈鱼、鲫鱼、鲢鱼、鲤鱼及武昌鱼等，则最好给孩子选择没有小刺的腹肉。

（付　勇）

57. 孩子睡觉时**打呼噜、张嘴**需要就医吗

孩子睡觉的时候打呼噜、张嘴呼吸需不需要就医主要取决于孩子出现这些症状的持续时间和严重程度。比如只在"感冒"鼻塞流涕期间短

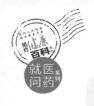

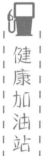

期出现，或是特别疲劳的状态下偶有出现，没必要马上就医。但如果孩子是在普通状态下每晚都有打呼，持续超过一个月，或是鼾声很响同时还伴有憋气、夜惊、白天嗜睡等症状，建议及时于耳鼻咽喉科就诊。

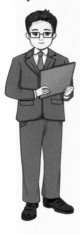

在医学上，打鼾、口呼吸、憋气等一系列症状有个专业名词叫阻塞性睡眠呼吸暂停低通气综合征（obstructive sleep apnea-hypopnea syndrome，OSAHS），腺样体肥大是引起儿童OSAHS最常见的病因之一。腺样体，也叫咽扁桃体，位于鼻咽顶后壁中线处，属于咽淋巴环的组成部分。出生后随着年龄的增长而逐渐增大，正常情况下6~7岁发育至最大，此后逐渐萎缩，成人则基本消失。若腺样体异常增生肥大，且引起相应症状者，称腺样体肥大。本病最多见于儿童，常见原因有急、慢性鼻咽炎反复发作（常表现为反复"感冒"）、鼻及鼻窦的炎症反复发作及儿童时期的各种急性传染病等，使腺样体发生病理性增生。

儿童鼻咽腔狭小，如腺样体肥大堵塞后鼻孔及咽鼓管咽口，除了引起OSAHS，还可引起耳、鼻、咽、喉等多部位症状。

（1）耳部症状：咽鼓管咽口受阻，引起分泌性中耳炎，导致听力减退和耳鸣。

（2）鼻部症状：常并发鼻炎、鼻窦炎，可表现为反复鼻塞及流鼻，说话时带闭塞性鼻音。

（3）咽、喉和下呼吸道症状：因分泌物向下流并刺激呼吸道黏膜，常引起刺激性阵咳，易并发气管炎。

打呼噜 口呼吸 腺样体肥大

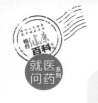

（4）腺样体面容：由于长期张口呼吸，致使面骨发育发生障碍，颌骨变长，腭骨高拱，牙列不齐，上切牙突出，唇厚，缺乏表情，出现所谓"腺样体面容"。

腺样体肥大的诊断主要依靠X线或者内镜检查，在治疗上主流的有药物治疗和手术治疗。有的患儿常常伴有鼻炎、鼻窦炎，经过恰当的治疗，如鼻喷剂、抗过敏药物、鼻腔冲洗等，使鼻腔通气好转，临床症状可以减轻。同时，需要注意营养，预防感冒，提高机体免疫力，积极治疗原发病。随着年龄的增长，腺样体将逐渐萎缩，病情可能得到缓解或症状完全消失。但如果保守治疗无效，可考虑手术切除腺样体。

（付　勇）

58. 孩子突然**流鼻血**该如何处置

由于儿童鼻出血绝大多数是由鼻腔干燥、黏膜糜烂引发的，而这种情况与孩子平时的饮食、生活习惯密切相关。所以平时应该多吃蔬菜，尤其是多进食粗纤维、多喝水、少吃零食。平时不能挖鼻，减少对鼻黏膜的损害。

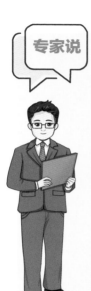

鼻出血是很多人儿童时期的常见急症，小朋友喜欢挖鼻的生活习惯、粗暴的擦鼻涕方法、外伤、慢性鼻炎、发热等原因都有可能导致鼻出血。如果遇到孩子突然流鼻血，首先父母自己不要惊慌，注意安抚患儿情绪，再采取以下正确的止血方法。

（1）一般采取坐位或半卧位，身体前倾，不要仰头或平躺。此时如果鼻出血量较大可能会有血从嘴巴里吐出，也不用过分紧张，叮嘱患儿有血尽量吐出来，不要将血咽到肚子里，以免刺激胃部引起呕吐、腹痛腹胀、解黑便等。

（2）用手指压紧双侧鼻翼 5~10 分钟。注意是鼻翼，不是鼻骨，也不推荐塞纸巾，同时可用冷水袋或冷毛巾敷前额或后颈部，促进血管收缩，有利于止血。

（3）如果按上述方法压迫鼻翼 10 分钟以上，鼻腔出血仍不能停止，应立即前往就近医院耳鼻咽喉科急诊就诊，必要时由专业医生进行鼻腔填塞止血。

对于反复鼻出血的患儿，建议于耳鼻咽喉科就诊，医生可以进一步检查孩子鼻腔内的情况，比如有无鼻腔黏膜破损、有无鼻腔血管瘤或其他新生物、有无鼻腔异物，或者是不是患有慢性鼻炎或过敏性鼻炎。对于反复鼻腔大量出血且止血困难的儿童，应警惕血液方面的疾病，通常可以先进行血常规及凝血功能等检验，如出现异常应及时至血液科等相关科室进行诊治。

（付　勇）

关键词

流鼻血　止鼻血方法

59. 为什么孩子总是**鼻痒、打喷嚏、流清涕**呢

鼻塞、流涕是感冒的常见症状，但如果孩子反反复复鼻塞、流涕，还伴随频频打喷嚏、鼻痒等症状，就要考虑是不是患上了过敏性鼻炎。

过敏性鼻炎是由于身体对某些过敏原敏感性增高后在鼻腔黏膜局部引发的由 IgE 介导的 I 型变态反应，出现局部的血管扩张与通透性增加、血管内容物渗出、黏液产生、感觉神经刺激及炎症细胞向鼻黏膜局部趋化聚集等一系列的反应，从而引起过敏性鼻炎的一些症状。

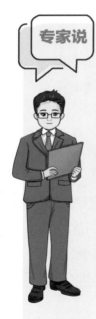

专家说

儿童过敏性鼻炎症状的发作和持续时间不尽相同。当鼻塞、流涕、鼻痒、打喷嚏等局部症状出现 2 项以上（含 2 项）时、每天症状持续或者累计超过 1h 时，初步判断可能为过敏性鼻炎。另外，反复鼻出血、眼痒、眼红也是儿童过敏性鼻炎较为多见的伴随症状，部分儿童还会伴有湿疹、哮喘等过敏症状。

儿童过敏性鼻炎治疗需要防治结合，防治原则包括环境控制、药物治疗、免疫治疗和健康教育等。其中以环境控制及药物治疗最为关键，具体方法如下。

（1）环境控制：部分患儿可通过过敏原测试检测

出具体过敏原，最常见的为吸入性过敏原，例如尘螨、花粉、真菌、动物皮屑等。患有过敏性鼻炎的儿童，在春秋两季外出时，应尽量避免去郊外、公园等花粉浓度较高的地方，必要时戴好防护口罩、防护眼镜等。户外归来，用盐水和清水冲洗鼻腔和面部。尘螨过敏的人群应保持室内清洁和空气流通，勤晒被褥，定期清洗空调过滤网，远离毛绒玩具，不用地毯，季节交替时橱柜内的衣物应晾晒后再穿着。另外，在饮食上也应注意，慎用海鲜类、油腻、辛辣及寒凉生冷类食物，一旦发现对某些食物过敏，建议在医生的指导下进行合理的控制，以免加重病情。

（2）药物治疗：目前，儿童过敏性鼻炎临床指南推荐阶梯治疗模式。轻度间歇性儿童过敏性鼻炎采取抗组胺药物治疗，中 - 重度间歇性和持续性儿童过敏性鼻炎采取鼻用糖皮质激素、抗组胺药物和 / 或白三烯受体拮抗剂联合用药。检测出具体过敏原的患儿还可采取免疫治疗。鼻腔盐水冲洗也是儿童过敏性鼻炎常用的辅助治疗方式。使用生理盐水或高渗盐水冲洗能直接清洗鼻腔黏膜，有效清除鼻内炎性分泌物、过敏原及其他刺激性物质，进而减轻鼻黏膜水肿，改善黏液纤毛清除功能。当然，儿童具体用药方案还是建议在专业耳鼻喉科医生指导下进行，切勿盲目自行用药。

（付　勇）

60. 孩子**鼻子**里塞入 **异物**该如何处置

鼻腔异物是指误入鼻腔内的外物。鼻腔异物多见于儿童，多数是由于好奇心、未意识到其危害，玩耍时自己或他人将豆类、果核、纸团、塑料玩具等塞入鼻孔内。

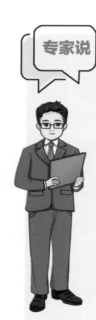

专家说

异物进入鼻腔后，就像一个调皮的家伙，常常是家长看得到却拿不出，甚至异物还会越跑越深，导致鼻腔出血，更严重的是，异物还可能从后鼻孔滑落至食管或者气管，成为消化道异物或呼吸道异物。

那么，当发现孩子鼻腔塞入异物，家长该怎么处理呢？

（1）引导孩子自行排出：尽量不要用手指去挖，如果异物表面光滑或形状不规则，也不建议用镊子去夹，因为稍不注意，可能会把异物越挖越深。建议让孩子闭紧嘴巴，用手压住没有异物的那一边鼻孔，再通过擤鼻涕的方式将异物排出。

（2）医院就诊：如果通过上述的方法，不能将异物去除，就需要尽快到医院耳鼻咽喉科就诊了。对鼻腔前部异物，医生可使用专业的鼻腔异物钩，自前鼻孔伸入，经异物上方达异物后面，然后向前钩出。对于配合不佳的小患者须由家长配合将其全身固定，以防挣扎乱动。对于极度无法配合的患儿或鼻腔后部不能钩出的异物，可在全麻手术下取出。目前较为常见的是全麻鼻内镜下异物取出术。

鼻腔异物最重要的还是在于预防。尤其对儿童而言，家长、学校应该告知孩子鼻腔、耳道塞入异物的危害，教育孩子不要把任何食物、玩具、垃圾等塞入人体任何腔道。

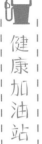

健康加油站

纽扣电池是鼻腔异物中最危险的一种。纽扣电池含有汞等重金属有毒物质，在湿润导电良好的鼻腔内不断放电产热，严重烫伤鼻中隔黏膜、软骨，电池中的强碱性物质还会侵蚀鼻腔黏膜及软骨，加之长时间的机械压迫，会引起鼻中隔黏膜溃烂、软骨坏死，直至全层穿孔。电池发生泄漏，还会造成人体重金属中毒，导致神经系统和智力发育受到影响。所以，一旦发现孩子将纽扣电池塞入鼻腔，要立即看急诊。

（付　勇）

口腔
疾病

61. 孩子长**多生牙**
需要看医生吗

多生牙也称额外牙，是指在正常牙列范围之内多余的牙齿。正常情况下乳牙一共有 20 颗，分别是 8 颗乳切牙、4 颗乳尖牙、8 颗乳磨牙。恒牙一共有 28~32 颗，分别是 8 颗恒切牙、4 颗恒尖牙、8 颗恒前磨牙、8~12 颗磨牙，只要不在这些牙类型范围之内，都属于多生牙。

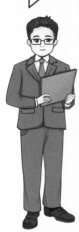

专家说

那么，为什么会长出多生牙呢？

对多生牙形成的原因有数种推测：①进化过程中的返祖现象；②牙胚的分裂是额外牙发生的可能致病因素；③牙板局部的活性亢进是解释额外牙发生理论中最被广泛接受的，即牙板局部的活性过强导致了额外牙的形成；④遗传因素：遗传被认为是额外牙发生的一个重要致病因素；⑤综合征疾病的一种表现。

多生牙的好发部位是上颌两颗中切牙之间。通常呈一较小的圆锥形牙，根短小，可萌出于口腔内，也可埋伏于颌骨内。额外牙在颌骨内常呈明显的牙轴异常，甚至发生冠根轴向倒置的情况。

多生牙会阻碍正常牙齿的萌出，导致正常牙齿出现发育畸形；多生牙会导致牙列拥挤、牙列不齐等牙列畸形；多生牙会继

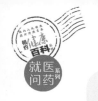
发形成含牙囊肿、骨髓炎等疾病；多生牙症状严重时，甚至会影响口腔颌面部的正常发育，影响患者的口腔健康和心理健康。

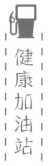
健康加油站

孩子出现多生牙要做哪些检查

如果各位宝爸宝妈无法确定新长出来的小牙齿是否健康，那么请将专业的事交给专业的医生去做，一定要"早发现、早干预、早治疗"，这样既减少了小宝宝的痛苦，也可以减少长大后整牙的费用，又可以让我们的小宝宝赢在颜值的起跑线上。当医生发现或怀疑有额外牙时，需要通过辅助 X 线检查以明确诊断，确定其数量和位置，常用的 X 线检查有根尖片、口腔全景片和口腔颌面锥形束 CT。

（张　峰）

62. 孩子**乳牙缺失**后
是否需要就医

孩子乳恒牙的替换遵循一定的时间和规律。但经常遇到有些孩子的乳牙由于各种原因，未到正常替换时间就过早脱落了。然而很多家长对这种情况不以为意，觉得乳牙迟早都是要换的，早点晚点没什么影响。但实际上，乳牙早失影响的不仅仅是缺掉的这颗乳牙，还会给整个口腔的生长发育带来严重的问题。

家长们可以参照儿童换牙时间，检查孩子有没有提前脱落的乳牙。造成乳牙早失的原因主要包括：①严重的龋病、牙髓病及根尖周病变；②恒牙异位萌出；③牙齿外伤；④乳牙先天缺失等。

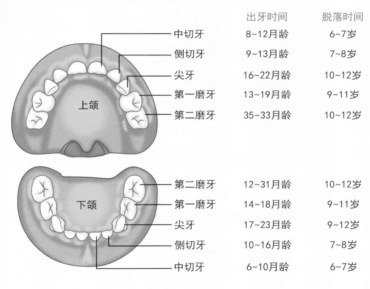

	出牙时间	脱落时间
中切牙	8~12月龄	6~7岁
侧切牙	9~13月龄	7~8岁
尖牙	16~22月龄	10~12岁
第一磨牙	13~19月龄	9~11岁
第二磨牙	35~33月龄	10~12岁
第二磨牙	12~31月龄	10~12岁
第一磨牙	14~18月龄	9~11岁
尖牙	17~23月龄	9~12岁
侧切牙	10~16月龄	7~8岁
中切牙	6~10月龄	6~7岁

乳牙列

乳牙早失的危害有很多。首先，乳牙早失最直接的就是影响孩子的咀嚼功能，未得到充分咀嚼的食物不仅对消化道造成重大的负担，还会影响孩子营养的吸收。其次，乳牙早失会影响恒牙的替换。每一颗乳牙的下方都有恒牙牙胚，乳牙对恒牙的萌出起到一个向导的作用，如果过早缺失了"向导"，新长的恒牙就会东倒西歪，甚至会提前萌出。最后，乳牙提早脱落恒牙却没有萌

出的情况下，久而久之旁边的牙齿就会向空缺位倾斜，恒牙萌出的位置间隙变小，使继承恒牙没有足够的正常空间顺利萌出，只好"另谋出路"，最终导致牙列拥挤、咬合关系不良等后果。

那么，孩子乳牙早失该怎么办呢？

孩子乳牙早失后可以到正规的口腔医院进行检查，医生会结合 X 片，确认继承恒牙近期内是否会萌出。如果离恒牙萌出的时间还很久，就会建议孩子佩戴间隙保持器。间隙保持器可以防止邻牙向缺牙部位倾斜和对合牙伸长，保证继承恒牙正常萌出，能避免牙齿阻生或牙列拥挤等畸形的发生。

对乳牙早失的态度，应该是既不轻视，也不必惊慌失措。当孩子出现乳牙早失时，家长应及时带到医院就诊，以便于获得科学的诊断和规范的治疗。

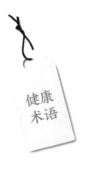

间隙保持器： 是用来维持乳牙正常生理间隙，防止邻牙向缺牙部位倾斜，抑制对颌牙过度伸长的装置。间隙保持器分为固定式保持器和活动式保持器两种。根据口内实际情况进行选择。常见的固定式保持器包括远中导板、丝圈式、舌弓式及 Nance 弓间隙保持器。值得关注的是儿童正处在生长发育过程中，间隙保持器需要定期检查和管理，而且保持器可能随着儿童生长发育的变化需要更换。

（张　峰）

63. 孩子得了**龋齿**可以等换牙后再处理吗

关键词

龋齿　牙体牙髓治疗

龋齿，俗称"蛀牙"，是牙齿硬组织在细菌、食物、宿主和时间等多种因素相互作用下，由细菌发酵口腔中的糖类产酸，使牙齿发生慢性、进行性破坏的常见口腔疾病。虽然龋齿不是高危疾病，但若患龋后不能及时进行治疗，会对患儿的进食、发育、美观和发音等方面产生不良影响，严重者也会引起不良后果并给家庭造成一定的经济负担。

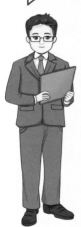

专家说

孩子一生有两副牙齿，乳牙和恒牙。乳牙在孩子6月龄左右开始萌出，3岁左右乳牙全部长齐；而乳牙6岁左右开始脱落，直到12岁左右才逐渐被恒牙所替换。在乳牙存在的时间里，正是孩子生长发育的关键时期。乳牙过早的龋坏，会影响食物咀嚼；未经充分咀嚼的食物会加重孩子未发育成熟消化系统的负担，影响营养物质的吸收甚至孩子的生长发育；龋坏严重的牙齿亦会影响孩子的发音和美观，进而可能会造成孩子自卑等心理问题。因此，乳牙发生龋坏，是需要及时去干预和治疗的。

龋齿治疗最主要方法是牙体牙髓治疗。牙体治疗，也就是通常所说"补牙"，是由口腔医生通过特定的牙

科器械彻底将牙齿腐败感染物质清除，并用牙科材料或者修复体恢复牙齿正常形态，进而恢复牙齿咀嚼功能的过程。若龋齿未及时得到正规的治疗，则有可能进一步发展成为牙髓炎、根尖周炎。对于此类的口腔疾病，则需要先进行牙髓治疗，也就是所谓的"根管治疗"和"处理神经"。与龋齿相比，牙髓炎、根尖炎的治疗不仅过程更为复杂、患儿感受更加不适，整体治疗费用也会相应增加。

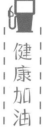

健康加油站

龋病控制四要素

　　龋病危害到孩子的健康，那么预防龋病的发生、阻止龋病的发展、促进龋病的修复也就显得尤为重要。控制龋病有 4 个关键因素：合理饮食、氟化物应用、控制菌斑和窝沟封闭。合理饮食是指减少进食富含糖及黏性较强的食物；氟化物的应用是指日常应用含氟的牙膏，同时定期口腔门诊进行牙齿表面涂氟治疗；控制菌斑是指每天保质保量的给孩子刷牙，可以分别选择"圆弧刷牙法"和"巴氏刷牙法"；窝沟封闭是指利用牙科材料对窝沟较深的乳磨牙和恒磨牙进行预防性充填，从而降低窝沟龋发生的概率。其中，合理饮食和氟化物的应用最为重要。

（张　峰）

64. 为什么孩子的
舌背会变花

地图舌是一种常见的非感染性舌炎，也称为游走性舌炎。它的特征是舌面经常出现红斑，这些红斑经常变换大小、形状和部位，具有游走性。病变常发生在舌尖、舌中央和舌缘，呈圆或椭圆形，单发或多发。病变区域的边缘呈现白黄色隆起，形成弧形边界，宽2~3mm，中央为红色的丝状乳头剥脱区。虽然大多数患者没有明显的自觉症状，但病变较大时可能对刺激性食物敏感，出现轻度烧灼感或刺痒感。此外，地图舌的病损特点容易引起患者焦虑情绪，甚至恐癌心理。

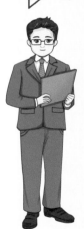

地图舌的主要临床特点表现为光滑的丝状乳头萎缩区，周围丝状乳头增厚呈白色的蜿蜒边界，位置和图案时常发生变化，似在舌背游走。地图舌还常与沟纹舌并存。多数地图舌患者无症状，有部分患者对烫食或辣食敏感，或者出现突发性耳部和同侧下颌下淋巴结疼痛。病损良性且局限，有时可自行恢复。

地图舌的病因尚不明确，可能与一些系统性疾病相关，如糖尿病、脂溢性皮炎、儿童痉挛性支气管炎、胃肠道疾病、银屑病、唐氏综合征及营养缺乏（B族维生素、锌）等，还有报道称其与过敏、激素水平的

专家说

关键词

地图舌 非感染性舌炎

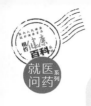

改变有关。此外，精神心理因素、家族遗传、内分泌因素、免疫功能低下等也可能影响发病。

地图舌预后良好，一般无须治疗。该病属于良性病变并具有复发及游走特性。若进食辛辣、酸咸食物时不适，应尽量避免该类食物。伴有沟纹舌或念珠菌感染者，应辅以局部抗真菌治疗。虽然大多数患者没有症状，但会给患者造成较大的心理负担，需要做好孩子，家长和社会大众的健康科普工作，了解地图舌的相关知识，以缓解其焦虑情绪和消除可能存在的恐癌心理。当孩子出现地图舌并有不适症状时，家长应及时带到医院就诊，以便于获得科学的诊断和规范的治疗。

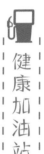

地图舌的诊断及预防措施

地图舌的诊断基于临床检查及病史，斑块形状不规则，宛如地图。在日常生活中，应注意排除刺激因素，避免食用辛辣食物，戒烟戒酒，保持口腔卫生。合理饮食、调节情绪、避免疲劳也是预防地图舌的重要措施。

（张　峰）

65. 孩子出现**口腔溃疡**该如何应对

复发性口腔溃疡为儿童多发病，具有复发性、周期性、自限性和灼痛明显的特点。虽然具有自限性但溃疡发作时严重影响患儿说话、进食、吞咽，并可伴有发热、全身乏力、淋巴结肿大等全身症状，使患儿的生活质量明显降低。

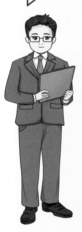

复发性口腔溃疡（recurrent aphthous ulcer, RAU）的临床表现为溃疡边界清楚、椭圆或圆形、中央凹陷、周缘红晕、表面有白色或黄色假膜。好发于被覆黏膜和特殊黏膜，包括唇内侧、颊、口底、软腭、舌缘、舌腹黏膜，咽部也可发生。一般不发生于咀嚼黏膜，如硬腭和牙龈。

目前，溃疡的病因及致病机制仍不明确，存在个体差异。多数学者认为它是免疫、遗传、系统性疾病、感染等多种因素综合作用的结果。一般认为免疫机制起重要作用，约 1/3 的口腔溃疡患者有家族史，很多系统性疾病与 RAU 有关，微生物感染是 RAU 的发病因素还是继发感染目前仍有争议，焦虑和压力可能与 RAU 的首发和复发相关。

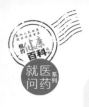

RAU 的溃疡不是癌性溃疡，也没有癌变潜能。但是，对于大而深、病程长（超过 1 个月溃疡未愈合）或出现与以往不同的溃疡，应提高警惕，必要时选择活检以排除癌性溃疡等疾病的可能。

对口腔溃疡的态度，应该是既不轻视，也不必惊慌失措，及时带孩子到医院就诊，从而减轻口腔溃疡带来的疼痛症状，减少复发的病因。

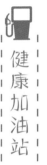

复发性口腔溃疡分类

根据溃疡大小、持续时间、愈后有无瘢痕，通常分为轻型和重型。轻型 RAU 占 75%~85%，溃疡直径小于 1cm，持续 10~14 天，可自愈，不留瘢痕。根据溃疡的数量和严重程度，有时可伴局部淋巴结肿痛。溃疡复发频率及间歇期情况多样，部分患者溃疡发作此起彼伏。

重型 RAU 占 10%~15%，溃疡直径通常大于 1cm，比轻型更深、更痛，愈合需数周或更久。常伴吞咽困难和发热，愈后可见瘢痕。常发于口腔后部而影响进食。反复发生于口角区的深大溃疡愈合后可因瘢痕形成导致小口畸形。该型溃疡可能继发细菌、真菌感染。

（张　峰）

66. 什么情况下需要给孩子
矫正牙齿

关键词

牙齿　早期矫正

孩子牙长得好不好，直接影响到口腔功能甚至颜值。当孩子的牙齿排列或咬合出现问题时，很多家长却不知道矫正的最佳时期，绝大部分家长认为牙齿矫正要等到孩子 12 周岁换完所有牙齿之后才能进行，从而错过了早期矫正的最佳时期，对孩子的生长发育和社会交往等方面可能产生不良影响。

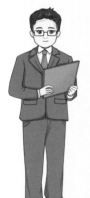

不同类型的错颌畸形矫正时机是不一样的，如果出现以下几种情况，一定要及时进行早期矫正，以免错过最佳矫正年龄。

（1）前牙反合：即"地包天"，表现为上下前牙正中咬合时，下牙盖住了上牙，不仅影响孩子的咬合功能，而且影响孩子的容貌甚至心理健康。地包天最佳矫正年龄是 3~5 岁，此时颌骨的生长发育还没有完全变形，因此矫治时间较短、效果较佳。第二个矫治时期是 7~9 岁，这时仍然可以对颌骨进行矫形治疗。如果真的等到 11~12 岁再治疗，孩子的脸型就可能难以逆转，需要成年后结合正颌手术。

（2）口呼吸：即"张口呼吸"，表现为晚上睡觉时张嘴呼吸，长时间后引起"腺样体面容"，严重影响孩

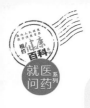

子的容貌。这时家长应带小朋友到耳鼻喉科就诊，纠正腺样体或扁桃体肥大等问题，最后到儿童口腔科就诊。

（3）不良习惯：长期啃手指、咬唇、吐舌等不良习惯，会影响孩子的牙齿发育造成严重的错颌畸形。比如啃手指会导致上切牙往唇侧倾斜，吐舌则会导致前牙开合。家长可以先通过教育和劝阻等方式尝试帮助孩子主动破除不良习惯，如果效果较差，可由口腔医生介入矫治，在破除不良习惯的同时引导牙齿与颌骨的正常发育。

请大家注意，目前有很多家长对孩子的牙齿与容貌问题过分焦虑，当发现孩子的牙齿排列不整齐或面型异常时，先不要着急，建议及时咨询专业的儿童口腔医生，相信医生会结合孩子牙齿与颌骨的生长发育给予最佳的治疗建议。

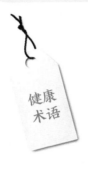

腺样体面容： 指由于腺样体肥大，儿童被迫靠嘴呼吸，而长期的经口气流冲击硬腭，会使硬腭高拱变形，久而久之，面部的形态也发生改变，表现为上唇短厚翘起、硬腭高拱、牙齿排列不整齐、龅牙、上牙弓狭窄等，同时眼袋加重、面部肌肉僵硬、缺乏表情，医学上称之为"腺样体面容"。

（张　峰）

十二

皮肤
疾病

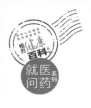

67. 孩子得了**湿疹**，家长应如何护理

特应性皮炎是一种与遗传过敏体质有关的皮肤病，常于婴儿期起病，病程迁延反复可持续至儿童期、青少年成人期乃至老年期。正确的居家护理不仅可以辅助孩子湿疹治疗，更是防止复发的"秘密武器"，涉及"衣、食、住、洗、护"5个方面。

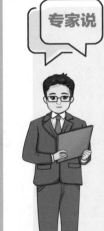

专家说

（1）衣物材质以纯棉为佳，避免人造纤维、羽绒和羊毛制品等；衣物颜色以淡色为宜，以免染料刺激皮肤；衣物款式以宽松、低领、透气性好为宜，尽量不穿高领、紧口的衣服；衣物厚度建议较其他家人"少一层、短一截"，避免皮肤过热或出汗过多。

（2）食物添加要早期规律，避免外溢刺激口周皮肤，不能仅凭湿疹就随意"忌口"或停母乳，以免造成营养不良、生长发育受限。家长要牢记一点：特应性皮炎不等于食物过敏，过敏原阳性也不等于食物过敏。目前认为，早期摄入易致敏食物，可减少未来食物过敏的发生。

（3）居住环境保持室温为18~22℃，湿度为40%~60%。花粉季时，让孩子待在室内，关闭门窗。不用易积尘的窗帘、地毯、毛绒玩具等，每周使用55℃以上热水清洗床品一次。慎养带毛宠物、劝阻家人吸烟，临街房屋少开窗。

（4）洗澡可以清洁皮肤、减少细菌定植，还可增加皮肤水化、加强润肤剂保湿功效并促进药物吸收，因此湿疹患儿不仅可以洗澡，还要坚持洗澡。建议洗澡频率每日或隔日一次，水温为32~37℃，时间为 5~10 分钟，适量使用低敏、无刺激、pH 为 6 左右的弱酸性沐浴液，避免碱性含固体皂基的香皂等清洁产品。

（5）最后也是最重要的皮肤护理方法是按时保量的给孩子用好保湿润肤剂。此方法即可修复皮肤屏障功能、降低湿疹严重程度，还可减少局部激素用量、防止湿疹复发，因此家长一定要每日 1~2 次全身使用，浴后 3~5 分钟是最佳时间，可使皮肤达到最佳水合状态。冬季用油性较大的润肤膏，春秋季用润肤霜，夏季用清爽的润肤露。首选无香料、低敏、弱酸、富含神经酰胺、天然保湿因子等功效成分的润肤剂。

（梁　源）

68. 孩子起"风疙瘩"，需要忌口吗

荨麻疹（俗称"风疙瘩"），表现为皮肤上隆起的红色或白色风团，伴有剧烈瘙痒。荨麻疹通常可在数小时内突然出现再迅速消退，退后不留痕迹，但仍会反复发作，所谓"速起速退，此起彼伏"。许

多家长认为孩子出荨麻疹是食物过敏造成的，需要忌口，也就是饮食限制，事实是否如此呢？

专家说

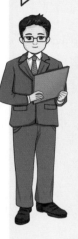

解答这一问题，要从荨麻疹的病因和分类说起。

荨麻疹根据发作时间是否超过 6 周分为急性荨麻疹和慢性荨麻疹，慢性荨麻疹又可分为慢性自发性荨麻疹（无明确诱因）和可诱导性荨麻疹（特定物理或环境刺激诱发）。急性荨麻疹的常见病因包括感染、药物、食物或昆虫蜇伤或叮咬，儿童患者中 80% 以上病例与感染有关，如常见的病毒或细菌感染。食物引发的急性荨麻疹占比不到 1%，通常在进食 30 分钟内发生，其中奶、蛋、花生、木本坚果、大豆和小麦是最常导致儿童荨麻疹的食物。慢性可诱导性荨麻疹是在机体受到某种物理或环境刺激如接触冷空气或冷水、体温升高或出汗、皮肤受压、被划或振动，以及接触日光或水等所形成的荨麻疹。慢性自发性荨麻疹病因不清，并非由感染、过敏或物理因素等明确外源因素诱发，目前认为与自身免疫反应有关。

由此可见，仅有少数急性荨麻疹是由食物过敏引发的，均在进食后短时间内迅速发生，容易识别，如有此类情况，需要严格回避过敏食物，以免引发严重的全身性过敏反应。慢性荨麻疹与食物过敏无关，并不需要限制饮食。但是，有家长发现确实有些食物会使孩子荨麻疹加重，这与食物本身组胺含量高或可促使组胺释放有关，而非过敏反应，因此称为假性变应原食物；某些调味料的血管扩张效应也可加重荨麻疹，为防止症状加重可以减少进食上述食物或短期限制。

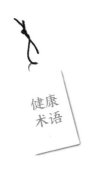

健康术语

假性变应原食物： 食物富含组胺或能够通过非免疫途径直接激活肥大细胞释放组胺而诱导荨麻疹，称为假性变应原食物。例如：生菜、胡萝卜、西葫芦、圆白菜、花椰菜、西红柿、甜椒、菠菜、蘑菇及洋葱等蔬菜；草莓、覆盆子、柑橘类、香蕉、猕猴桃、李子及木瓜等水果；加工肉或奶制品、冷冻海产品、巧克力。其他非食物类包括酒精以及部分黄色和红色的食用色素、人造香料或防腐剂。

（梁　源）

69. 为什么没有
白癜风家族史，
孩子却患病呢

　　白癜风是最常见的后天获得性色素脱失性皮肤病，约 1/3 患者是儿童。典型表现为界限清楚的瓷白色斑片，局部毛发如头发、眉毛、睫毛等也可变白。白癜风有家族聚集性发病的倾向，患者亲属患病率比普通人高，因此有些家长会有疑问：为什么没有白癜风家族史，孩子却患病呢？

关键词

专家说

白癜风

家族史

白癜风发病是由于皮肤中黑素细胞被破坏消失、不生成黑色素而导致白斑形成。黑素细胞破坏原因涉及多种机制，包括遗传、自身免疫、氧化应激、病毒感染及黑素细胞脱离等。25%~50%的白癜风患者有亲属患病，表明该病有遗传易感性，但是研究发现同卵双胞胎的同病率仅有23%，血缘关系越远，发病概率越低，提示遗传因素并非唯一病因，是在自身免疫、环境触发等多种因素共同作用下导致发病。白癜风也与多种自身免疫性疾病有关，包括甲状腺疾病、1型糖尿病、类风湿性关节炎、恶性贫血、结缔组织病和斑秃等，说明自身免疫反应参与了白癜风发病。有研究证实白癜风患者的血清中存在抗黑素细胞自身抗体，且抗体滴度与白癜风的进展情况和病变范围有关，进一步支持该病的自身免疫发病机制。另外，还有部分患者在发病前接触工业化学制剂、清洁剂和一些染发剂等化合物、出现物理损伤。其他情况如患病、晒伤、情绪应激等也可诱发，均提示白癜风不是单纯遗传导致发病。

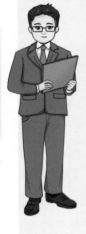

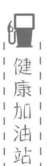

健康加油站

白癜风患者的日常注意事项

白癜风患者日常注意事项包括以下几点。

（1）注意防晒尤其防止晒伤，在日光最强烈的时段（即上午10点至下午4点）避免日晒；待在遮阴的地方，戴好宽边帽、穿好长袖衣裤，身体外露部位涂防晒霜（SPF 30 以上），每 2~3 小时补涂 1 次或出汗后补涂。

（2）补充维生素及抗氧化剂，坚持口服维生素 C、维生素 B$_{12}$、叶酸和维生素 E，以及硫辛酸等可以对白癜风患者起到稳定和复色作用。

（3）防止外伤，尤其文身等有可能引发同形反应而导致进一步皮肤脱色。

（4）注意心理干预。由于白癜风可影响患儿外观，易造成患者病耻感，从而引发严重的心理创伤，可适时提供心理支持以改善患儿心理负担和生活质量。

（梁　源）

70. 孩子长 "青春痘" 需要治疗吗

痤疮是一种主要累及面部的毛囊皮脂腺慢性炎症性皮肤病，因为好发于青春期，所以俗称 "青春痘"。这是由于痤疮发病始于雄激素刺激的皮脂腺过度增生和脂质大量分泌，在此前提条件下，毛孔堵塞、毛囊内细菌增殖以及炎症反应一起导致痤疮发生。

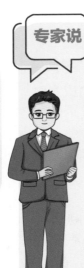

关键词

青春痘 痤疮 治疗

超过 95% 的人会发生痤疮，通常始于青春期前（7~12 岁）并在 20 多岁消退，但也可能持续至成年期或在成年期新发，痤疮患者中 95% 会遗留不同程度瘢痕及色素异常，30% 为重度损容性瘢痕，严重影响患者身心健康，因此"青春痘"一定要及时治疗。

治疗方案取决于痤疮严重程度。简单来说，只有粉刺（"黑头"或"白头"）是轻度痤疮，出现炎性丘疹（"红痘痘"）是中度痤疮，出现脓疱是中偏重度痤疮，如有皮下结节性囊肿就是重度痤疮。轻中度痤疮患者可以先自行尝试非处方药治疗，例如含过氧化苯甲酰、维 A 酸、水杨酸、壬二酸等成分的外用药，这些药物偶可引起刺激性皮炎或过敏反应，注意前 3 天先在皮肤上小范围试用。由于痤疮病变至少需要 8 周才能恢复，因此至少应该使用 2~3 个月的药物才能确定治疗是否有效。如果自行治疗 3 个月后没有改善，就要找医生面诊。如果痤疮已经是中重度，需及时就诊。日常注意皮肤清洁保湿，每天温水洗脸 2 次，使用不含皂基的洗面奶，外用不含矿物油或贴有"无粉刺"标签的润肤霜可以缓解皮肤干燥，且不易堵塞毛孔。奶类摄入增多和高血糖负荷饮食与痤疮有关，因此痤疮患者每天饮奶量不宜超过 500mL，尽量避免高糖饮食。

众所周知，痤疮好发于青春期，但儿童期甚至新生儿也可出现痤疮，因此对于 12 岁以下患病的统称儿童痤疮，可分为 4 类：新生儿痤疮（出生 6 周内），婴儿期痤疮（出生 6 周至 1 岁内），儿童中期痤疮（1~7 岁）和青春期前痤疮（7~12 岁）。儿童痤疮发病多与肾上腺雄激素水平出现短暂的生理性升高有关，但儿童中期痤疮可源于其他雄激素过多症相关疾病，如迟发型先天性肾上腺皮质增生症、性腺或肾上腺肿瘤以及性早熟等，需要内分泌专科就诊。

（梁　源）

71. 孩子身上出现哪些
"红色胎记"
需要及时就医

红色胎记是指发生在皮肤上的先天性血管病变，在新生儿中较为常见，包括血管肿瘤（如婴儿血管瘤）和血管畸形（如鲜红斑痣），大部分为良性和自限性，但是有些血管病变发生在重要器官或颜面部，或者增长速度较快，甚至伴随其他异常表现提示病情复杂或其属于全身性疾病的一部分，则需及时就医。

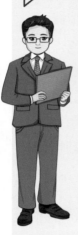

专家说

婴儿血管瘤是最常见的儿童良性血管肿瘤，更常见于女孩或早产儿。通常出生时或生后不久呈擦伤样红斑，孩子在 3~6 月龄瘤体迅速增殖、明显隆起皮肤表面，形成草莓样斑块，6~9 月龄后瘤体开始增殖变缓，1 岁以后逐渐停止生长并开始消退，大部分患儿在 5~10 岁消退完全。多数婴儿血管瘤无需治疗，少数气道受累或位于面中部、眼周、鼻周及口周，或者直径大于 5cm 的节段型血管瘤，或形成溃疡出血等高风险的血管瘤，有形成瘢痕、功能损害、毁容甚至危及生命的风险，因此需要及时就医。

鲜红斑痣又称葡萄酒色斑，是出生即有的粉色至红色斑片，压之可褪色。与婴儿血管瘤不同，不会逐渐消退，而是随生长成比例增长，在成年期变得更厚且颜色更深。鲜红斑痣多为单纯皮肤异常，但少数可有并发症，如位于面部时呈双侧或上下眼睑分布时易合并青光眼；当位于中线腰骶部且伴多毛、皮肤窦道或凹陷、脂肪瘤或臀裂偏离时提示隐性椎管闭合不全；部分鲜红斑痣还可合并患处软组织和骨过度生长，均需及时就医。

健康加油站

有一种外观上与鲜红斑痣相似的红色胎记可见于多达 40%~60% 的新生儿，称为单纯痣、鲑鱼色斑、鹳咬斑或天使之吻。通常位于中线部位如眉间、上眼睑和颈项部，其次见于前额、鼻、上下唇等。表现为单个或多个粉红色至红色斑片，哭闹时更加明显，边界不如鲜红斑痣清楚，压之也可褪色。这种红色胎记通常在 1~2 岁内逐渐自行消退，但颈项部病变可能持续存在，基本无不良后果，无需治疗。

（梁　源）

72. 孩子身上出现何种**色素痣**需要予以警惕

色素痣即黑素细胞痣，是一类黑素细胞（即痣细胞）的良性增生性肿瘤，出生时即有或出生 6 个月内出现的色素痣称为先天性色素痣，出生 6 个月后才出现的称为获得性色素痣。大部分痣是良性的，儿童期的恶变率更是非常低，在儿童及青少年中黑素瘤很罕见。但是少数患儿也确有发生恶性黑素瘤的风险，因此家长需要了解孩子身上出现何种色素痣需要予以警惕，尽快到医院就诊，也要避免过度紧张甚至过度治疗。

专家说

首先，儿童最重要的是色素痣发生的时间，先天性色素痣发生黑素瘤的风险更大，主要取决于痣体最大直径，大型痣（>20cm）或巨型痣（>40cm），发生黑素瘤的风险较高，终生风险估计为 2%~5%，约50% 发生在 5 岁之前。位于躯干后部中线部位且伴

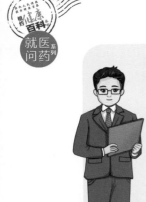

多颗卫星痣的巨型先天性色素痣发生黑素瘤风险最高。中型（<20cm）和小型（<1.5cm）先天性色素痣发生黑素瘤的终生风险低于1%。

其次，获得性色素痣作为普通痣，多数终生保持良性。儿童期的获得性色素痣恶变率更低，提示成人普通痣恶变的ABCDE征即形状不对称、边缘不规则、颜色不均匀、直径大于6mm、痣体变化快等不适用于判断儿童期获得性色素痣的恶变，虽然在成人中，上述变化可能提示黑素瘤，但是儿童期数量增加、增大凸起等均属于痣的正常自然病程。

再次，对于儿童期色素痣来说，更有临床意义的是痣体所在部位，同成人期一致，位于手掌或足底的获得性肢端痣，如有明显不对称、呈斑驳的色素沉着或直径大于6mm，需及时就诊，日常可定期皮肤镜检查监测痣体发展变化。但是儿童期发生在甲母质的肢端痣即甲下痣例外，即使出现单个条带颜色逐渐加深或宽度逐渐增加超过3mm，或者色素沉着延伸至甲皱襞以及周围皮肤等成人期提示恶性黑素瘤的临床征象时，也通常为良性，罕有发生恶变，无需过度手术治疗。

最后也是最重要的是防患于未然，儿童期或青春期的间歇性日光暴露和日晒伤与黑素瘤风险增加强烈相关，年幼时的暴露尤为重要，因此严格防晒有助于儿童期减少新发痣的数量，更可预防黑素瘤。

（梁　源）

十三

外科
疾病

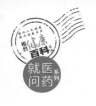

73. 孩子出现**包茎**
就需要治疗吗

包茎是指包皮外口过小，包皮不能上翻的情况。几乎所有男性新生儿都存在包茎，这是由包皮内板与龟头粘连所致。随着生长发育，局部粘连逐渐分离，包茎可自行缓解。

专家说

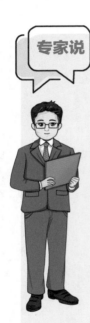

一般而言，超过 90% 的男性儿童可在青春期前出现包皮回缩。对于包皮不能完全回缩的学龄男童，也应告知其生理性包茎有可能自行缓解。

生理性包茎常见于婴儿和年龄较小的儿童，一般不需要过早手术干预。建议采取以下方法：①进行包皮翻拉训练，每天坚持将包皮后翻回缩至狭窄环处并维持 1 分钟，此时注意避免强行回缩，感到阻力时及时停止，强行回缩可导致包皮撕裂、嵌顿等意外情况发生，训练后及时将包皮恢复至正常位置；②使用 0.05% 倍他米松乳膏每日两次外用涂抹于包茎狭窄环处及其周围，加速包皮剥脱回缩的自然进程。

儿童大多数包茎为生理性，但若出现病理性包茎须及时至医院进行治疗。病理性包茎多出现于年龄较大的儿童，指包皮远端瘢痕形成导致包皮无法回缩。病理性包茎除了包皮无法回缩以外可出现的症状有：

尿道口刺激出血、排尿困难、勃起疼痛、阴茎头包皮炎、包皮鼓胀及尿液潴留等。

病理性包茎的处理方式通常为外科干预，外科治疗方案包括包皮背切术、包皮球囊扩张术等保留包皮的手术方式，最佳手段则为包皮环切术。

健康加油站

嵌顿性包茎是指包皮嵌顿在冠状沟后，包皮不能恢复到正常位置。包皮环状缩窄未及时矫正会引起局部皮肤坏死，甚至阴茎头坏死，梗死及坏疽。最常见的临床表现为阴茎肿胀和阴茎疼痛，其他包括排尿困难、尿流变细等症状。治疗方法主要为：①外用利多卡因乳膏等药物镇痛；②手法复位，冰敷、压迫或使用外用药物减轻肿胀后复位；③包皮背切复位，对不能手法复位者需要切开包皮缩窄带，解除嵌顿后行包皮环切术。

该病症主要的有效预防方法为避免强行后翻包皮，在有阻力时及时停止，并及时恢复翻开的包皮，避免回缩时间过久造成阴茎肿胀无法复位。

（黄　磊）

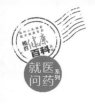

74. 孩子总喊**肚子疼**，
出现什么情况应该及时就医

关键词

功能性腹痛　器质性腹痛

在日常生活中，看着宝宝肚子疼得直嚷嚷，自己却无能为力，很多爸妈都心疼得不行。那么，只要孩子出现肚子疼就一定要到医院去吗？

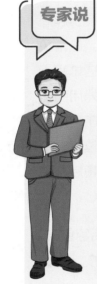

专家说

首先，我们要学会分清腹痛的轻重缓急。

按病因，小儿腹痛可分为功能性腹痛和器质性腹痛两大类。功能性腹痛主要是由腹内空腔脏器蠕动异常或管腔痉挛所引起，往往病情并不是特别紧急。通过饮食调理、药物治疗等手段大多可以得到缓解。器质性腹痛则是由腹腔内器官解剖结构、代谢或其他异常变化所引起，往往需要急诊处理。作为家长，如果宝宝出现了腹部拒绝触碰、食欲下降、不愿活动等特征，且持续很长时间仍不能缓解，建议立即带孩子到医院外科就诊，可能需要住院甚至手术治疗。反过来讲，如果宝宝很快就恢复了正常，能和平时一样吃喝、蹦跳、做游戏，大小便也都和平常一样，可以先观察一段时间再决定是否去医院就诊。

临床上最常遇到的小儿腹痛还是肠系膜淋巴结炎、肠炎或便秘等内科性腹痛。因此，如果孩子只是偶尔发生腹痛，没有长时间不缓解，并且没有影响到食欲、睡眠、大小便及正常活动，生长发育正常，家长可通过避免给孩子食用生冷辛辣油腻的食物，注意腹部防寒保暖，调理大便，尽量减少便秘及腹泻来进行调理；同时通过适量锻炼及营养搭配来提高孩子自身抵抗力。

但是，疾病在不同阶段其性质可能发生变化，原来有慢性腹痛的孩子，如果疼痛转为持续性或突然剧烈加重，应及时到医院就诊。如肠炎原属功能性腹痛，在合并穿孔时即成为了器质性腹痛。

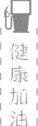

健康加油站

如何判断孩子是否患阑尾炎

孩子出现腹痛后家属总担心是否得了阑尾炎，这里我们教大家一种方法来进行验证。家长将右手示指和中指置于孩子右下腹，逐渐增加力量向下压，保持 10~15 秒，之后突然向上抬手释放压力，阳性表现为按压时孩子表情痛苦，腹痛加重，去除压力时疼痛更加剧烈。如果阳性体征典型，建议尽早到医院就诊。

（黄　磊）

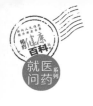

75. 发现孩子**大便**总是**带血**应该怎么办

关键词

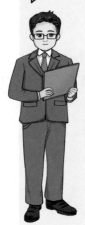

大便带血 消化道 贫血

　　儿童大便带血的可能性有很多，孩子的大便中偶尔看到血迹并不可怕，但长期、反复便血可引起小儿贫血及营养不良，而一次性大量出血，常可致失血性休克，甚至危及生命。所以搞清楚孩子为什么大便带血至关重要。

　　家长在发现孩子大便带血后应该关注如下几方面的问题。

　　（1）观察出血的颜色及性状：这对判断消化道出血位置很重要。一般来说，出血位置离肛门越近血便颜色越鲜艳，离肛门越远颜色越暗。例如胃及十二指肠溃疡的血便常为黑色，小肠梅克尔憩室的血便常为暗红色，而痔疮或肛裂的出血则为鲜红色。血便性状也很重要，比如梅克尔憩室常常是突发的血水便，肠息肉表现为间断性黏液血便，而痔疮肛裂的血便常常是便后滴血、便纸带血。

　　（2）尝试搞清楚孩子出现大便带血症状有无诱因：如好发于婴儿的过敏性直肠结肠炎，常伴有不同程度过敏症状如湿疹等，便血一般在宝宝进食过敏食物数小时后出现，回避过敏食物则症状缓解，患儿一般状况良好。

（3）观察并询问孩子有无其他伴随症状：若孩子伴有急剧腹痛，需排除外科急腹症；若伴有大便干结且肛周疼痛，可能怀疑肛裂；若孩子为无痛性便血，则需怀疑直肠息肉、痔疮等疾病。

还有一类"假性便血"，常见于食物或药物"染色"，比如进食大量西瓜、红色火龙果等会出现红色大便，一些药物也会导致大便发红引起误会。上述情况在停止进食此类食物或药物后会很快消失，不需要特别治疗。

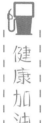

健康加油站

儿童消化道出血的治疗

首先，需判断病因。婴儿出血常见于维生素 K_1 缺乏或过敏性肠炎，需补充维生素 K_1，回避致敏食物；消化性溃疡常见于幽门螺杆菌感染，需行抗幽门螺杆菌治疗。其次，需要判断严重程度。若出血量较大，需立即就诊，及时建立静脉通道进行补液、输血，防止出现失血性休克。胃肠镜既可发现出血病灶，又可对其进行镜下治疗，目前临床应用广泛。外科手术通常在出血量大且经内科保守治疗仍不能止血并严重威胁患儿生命时采用。

（黄　磊）

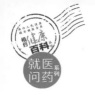

76. 发现孩子**腹股沟****有包块**应该怎么办

腹股沟，是指腹部与下肢之间的三角形区域，位于大腿内侧和下腹部之间。腹股沟区域内包含了一些重要结构，如腹股沟韧带、股神经、股血管和生殖器官等。腹股沟区域容易发生腹股沟疝、鞘膜积液、淋巴结肿大等。

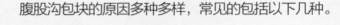

专家说

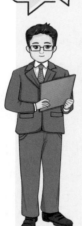

腹股沟包块的原因多种多样，常见的包括以下几种。

（1）腹股沟疝：是由于腹壁薄弱或缺损，导致腹腔内器官突向腹股沟区域，形成包块，如发生嵌顿可伴有腹痛、呕吐等，严重者会造成睾丸或卵巢坏死等器官功能损伤并危及生命，建议发现后尽早就医。

（2）鞘膜积液：发生原因与腹股沟疝类似，如大量液体长期积聚在睾丸周围或腹股沟，会影响睾丸发育及引起感染等并发症，建议及时就医。

（3）淋巴结肿大：腹股沟区域有丰富的淋巴结网，当局部出现损伤、感染等原因时，腹股沟淋巴结便会肿大。此时可先观察病情变化，保持局部清洁，若伴有疼痛，可尝试局部热敷。若淋巴结肿大持续不消退或逐渐增大，伴有其他症状如发热等，建议及时就医。

（4）脂肪瘤：通常表现为柔软、皮下可触及的包块。若较小，可先以观察为主；若较大，压迫周围组织或引起疼痛等症状，建议外科手术切除。

（5）表皮囊肿：是由于皮脂腺排泄受阻形成的囊肿。若囊肿较小，可先观察；若囊肿较大，产生局部压迫症状或影响美观时，建议手术切除。

当孩子出现腹股沟包块时，家长若难以判别，应及时带到专科医院就诊，以免延误治疗。

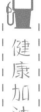

健康加油站

腹股沟疝产生的病因

腹股沟疝在儿童中几乎都是斜疝。发病率较高，男性比女性常见，发病部位以右侧为主。病因有：①鞘状突未闭；②腹壁肌肉发育薄弱；③持续性腹内压增高，如哭闹、便秘、慢性咳嗽、排尿困难等；④婴儿腹股沟管短，近乎垂直从内环通向外环，腹内压增加时没有斜行腹股沟管的缓冲制约作用，压力直接指向皮下。

（黄　磊）

77. 孩子发生**烧烫伤**应该如何**紧急处理**

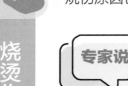
烧烫伤指由于高温、火焰、热液及热蒸汽等热源导致的皮肤和组织损伤。我国烧烫伤发病率呈逐年下降趋势，但仍较为常见。常见的烧伤原因包括火焰烧伤、热液烧伤、热固体烧伤及电烧伤等。

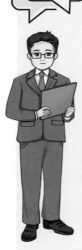

专家说

孩子突发烧烫伤后的"黄金三十分钟"，家长应该这样做！不要扒开衣物，也不要急着送医，应该先将烧烫伤处置于流动的水流下冲 30 分钟以上。有条件可在龙头下放一块冰块，进一步降低水温，这样甚至有可能减轻损伤程度。若烧烫伤处不便冲洗，如额面部，可用毛巾包裹冰块，持续冰敷。冲洗的过程中可拨打 120 急救电话，但冲水的动作不要停止。如自行送医，路途中也应尽可能持续降温，不要间断。若创面处有衣物覆盖，在冲洗超过 30 分钟后，衣物已与伤口分离，可用剪刀轻轻将表面的衣物剪开，千万不要生拉硬拽，以免碰到创面及水疱。烧烫伤所形成的水疱不要自行挑破，以免处理不当造成创面感染，应由专业医生抽疱处理。不要轻信各类偏方，不要自行在创面涂抹牙膏、麻油、酱油及草木灰等。这些"偏方"不仅没用，反而可能增加创面感染的概率、加深创面，增加治疗的难度。

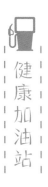
烧烫伤后的瘢痕如何处理

"烧烫伤"之所以让家长心惊胆战，很大程度上在于受伤后的瘢痕通常难以复原，甚至可能给身体和心灵留下永久的创伤。那么，我们应该如何做好烧烫伤后的护理，尽可能减轻瘢痕呢？

①正确的急救措施可有效减轻损伤程度，减轻瘢痕；②烧烫伤后的治疗要谨遵医嘱，密切配合，如按时换药及门诊复诊；③治疗过程中即可在医生的指导下尽早开始康复训练，降低瘢痕对相应功能的影响；④如自行恢复不理想，或损伤面积较大、影响功能等，后续可进行植皮、整形，帮助受损皮肤修复。

（黄　磊）

78. 孩子**摔伤**后
我们应该怎样判断严重程度

摔伤是儿童最常见的意外伤害之一，好发于学龄前儿童，家中是发生的主要场所。男孩较女孩多见，夏冬季为高发期。摔伤往往引起儿童多部位受损，常见于头部、四肢、骨盆及胸腹部内脏器官。摔伤不仅给孩子带来躯体上的疼痛，还可能导致意识障碍、癫痫、偏瘫及残疾等后遗症，给家庭带来沉重的打击。

关键词

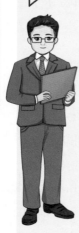

摔伤 严重程度

　　根据受伤机制不同，孩子摔伤后可能导致多种类型损伤，轻则引起皮肤挫伤、关节软组织肿胀，重则引起颅脑损伤、胸腹腔内脏出血及四肢和骨盆骨折等重要脏器损伤，甚至危及生命。临床上收治的患儿往往不仅仅是一个部位受损，而是存在多发伤，即两个或两个以上部位损伤，同时有一个部位的伤情可能危及生命，此类型摔伤家长一定要高度重视。因此，孩子摔伤的严重程度需要根据多方面综合判断，包括受伤剧烈程度、受伤部位、伤后有无明显不适主诉，诸如意识障碍、头晕、头痛、胸闷、胸痛、呼吸困难、腹痛腹胀及四肢活动受限等。在处置方面，对于轻微表浅的摔伤，家长可以自行用生理盐水、碘伏等局部冲洗及消毒，然后予以包扎。对于较深较大的伤口，或有污染的伤口，应及时就医，进行清创处理。伤口愈合过程中若出现局部红肿及明显渗血渗液也应及时就诊。另外还有一种特殊情况也要引起家长重视，即迟发性损伤，主要表现为伤后早期孩子可能无明显不适，在随后的几天症状逐渐加重。如遇到类似情况，也要及时就医，尤其是伤后 72 小时内。

　　在日常生活中，孩子大部分摔伤是可以预防的，家长应加强对孩子的安全教育，避免在危险的地方嬉戏打闹。此外，还可以给孩子穿戴如头盔、护膝等防护装备，以减少摔伤的风险。请大家牢记，没有"偶然"的事故，只有可预防的伤害！

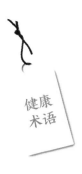

健康术语

生理盐水：指一种含有 0.9% 氯化钠的灭菌水溶液。主要作用是补充水分和电解质，维持细胞内外渗透压的平衡，它广泛应用于临床。可用于静脉补液，溶解其他药品，也可用于清洗伤口和冲洗眼睛等。

（黄 磊）

感染与
传染性疾病

79. 为什么有些**疫苗**可以 **自主选择**接种

关键词

疫苗 预防接种

疫苗的作用是模拟自然感染，接种后使人体产生相应的病原体抗体而获得免疫保护。国家规划免疫程序内的疫苗（免费），也称一类疫苗，建议所有免疫功能正常的儿童按时、全程接种；国家规划免疫程序外的疫苗，也称二类疫苗，推荐家长在知情自愿的前提下自费给孩子接种。

专家说

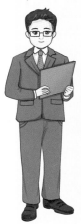

预防接种是最有效的卫生防护措施之一。儿童时期常规接种疫苗后，可明显降低特定疾病的发生率，起到预防作用。疫苗可分为预防特定病原体的单种疫苗（如 EV-71 疫苗），以及预防多种病原体的联合疫苗（如百白破疫苗）。联合疫苗中每种疫苗成分接种后产生的免疫效果与单种疫苗一致，接种联合疫苗可减少接种次数，并可增加疫苗接种覆盖率。

在国家规划免疫程序基础上，各地区政府提供的一类疫苗范围可能有不同，免疫功能正常的儿童，应按时、全程完成疫苗接种；二类疫苗及部分一类疫苗，需根据孩子的免疫功能、家庭经济、当地疾病流行情况等综合考虑进行选择，如免疫功能不全的个体尽量不接种减毒活疫苗，避免疫苗株感染；乙肝疫苗可选

择国产疫苗，与进口疫苗接种效果并无差异；流感高发季节或年份，尽量接种流感疫苗。

我国推荐儿童和青少年应普遍接种的一类疫苗包括：乙肝疫苗、卡介苗、脊髓灰质炎疫苗（包括灭活和减毒活）、百白破疫苗、麻腮风疫苗、乙脑疫苗（包括减毒活和灭活）、流脑多糖疫苗（包括 A 群和 A+C 群）、甲肝疫苗（包括减毒活和灭活）。

各个国家的计划免疫程序也有不同，如美国推荐儿童和青少年普遍接种的疫苗包括：轮状病毒疫苗、流感嗜血杆菌 b 结合疫苗、肺炎链球菌疫苗、流感疫苗、水痘带状疱疹病毒（varicella-zoster virus，VZV）疫苗及人乳头瘤病毒（human papilloma virus，HPV）疫苗。

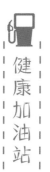

联合疫苗与多价疫苗有什么区别

联合疫苗是指将多种病原或抗原联合制备成为一种疫苗，达到接种一次疫苗就可预防多种疾病的目的（如麻腮风疫苗），可预防不同病原导致的疾病。多价疫苗指含有同一种病原（细菌或病毒株）中若干主要的血清型或基因型的疫苗，如肺炎链球菌疫苗、流感疫苗，能预防特定病原导致的疾病。

（沈　军）

孩子感染疱疹病毒怎么办

80. 为什么孩子**发热**就医时会查**血常规**

发热是指病理性体温升高，感染性和非感染性疾病均可引起发热，是机体出现疾病的警示信号。血常规是我们临床最基本的血液检验，一般采集末梢（如手指）血即可完成，通过检测血液中的细胞的数量和形态是否正常，如白细胞（也称白血球）、红细胞（也称红血球）和血小板，可大致判断引起发热的原因，如细菌性感染。

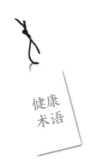

健康术语

病理性体温升高： 是相对生理性体温升高而言的。生理性体温升高是指人体因为剧烈运动、情绪激动、环境温度过高、食物中的大量蛋白质等原因导致体温升高，属于正常生理现象，生理性体温升高一般不超过38.2℃。而病理性体温升高则是指由疾病导致的体温升高。

发热是儿童的常见就医原因，大多是感染性疾病所致，如病毒感染或细菌感染；但有时候发热是非感染性疾病引起的，如风湿性或肿瘤性疾病。

如果是感染性疾病，医生常根据血常规检查结果来判断感染可能的性质。如病毒性感染时，血常规常无明显改变或白细胞下降，淋巴细胞占比增高。细菌性感染时，白细胞升高，往往中性粒细胞占比增高，如白细胞和中性粒细胞百分比明显升高，往往提示感染严重，可能有脓毒血症。但这些特征只是初步判断，特殊病原体有特殊表现，如流感病毒感染往往白细胞数量正常，但中性粒细胞占比降低，百日咳是细菌感染，白细胞增高，但淋巴细胞占比增高为主要表现。有些严重的细菌性感染，血常规可以表现为白细胞下降。因此，医生常需要结合其他临床信息、实验室检查结果进行综合判断。

血常规中红细胞主要反映有无贫血及贫血的程度，血小板主要反映有无出凝血倾向。血常规的其他指标也需要重视，如嗜酸性粒细胞计数及比值明显升高，可能提示存在过敏性表现或寄生虫感染等。

血常规会随着疾病的变化而变化。如一开始可能是病毒性感染导致的发热，但随着发热症状的持续，如间隔 2~3 天仍有发热，则应该及时复查血常规，以除外可能的继发细菌性感染，必要时需要加用抗生素治疗。

因此，发热就医时，医生常常建议患者检查血常规，有时甚至需要反复复查，以帮助判断及观察病情的性质及变化。

（沈　军）

81. 为什么孩子患 急性呼吸道感染、 急性胃肠炎 常无需抗生素治疗

日常生活中，我们每个人都会接触或者经历过急性呼吸道感染及急性胃肠炎，因为我们的呼吸道和消化道与外界是相通的，空气和食物中的病原微生物会对我们的机体产生一些不良影响，所以急性呼吸道感染和急性胃肠炎成了常见病、多发病，而抗生素的使用就成了我们需要关注的问题。

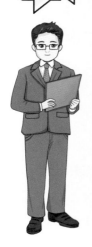

病毒感染是绝大部分急性呼吸道感染和胃肠炎的原因。病毒性感染常无需抗生素治疗。

70%~80% 的急性呼吸道感染是由病毒感染导致的，如人鼻病毒、人呼吸道合胞病毒、人腺病毒、人流感病毒、人偏肺病毒及人冠状病毒等。呕吐是急性胃炎的常见表现，腹泻是急性肠炎的常见表现。只吐不拉，我们称胃炎；只拉不吐，称肠炎；又吐又拉，则称胃肠炎。急性胃肠炎也主要由病毒感染导致的，如轮状病毒、诺如病毒、人腺病毒及人肠道病毒等。

这些病毒具有一定的传染力，而且传播途径多样，临床表现多样。这些病毒感染，一般 1~2 周可自愈。

目前针对流感病毒有特效的抗病毒药物，其他常见的呼吸道病毒、消化道病毒还没有明确有效的抗病毒治疗药物。而通常家长们所理解的抗生素是指针对细菌的抗生素（如青霉素类、头孢类、红霉素类等），对病毒无效。因此，我们大部分的急性呼吸道感染、急性胃肠炎是无需抗菌素治疗。

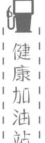

健康加油站

抗生素和抗菌素的区别

抗生素是指有微生物或者高等动植物在生存过程中所产生的具有抗病原体或抗其他生物或细胞活性的一类次级代谢产物，其本质是干扰其他生存细胞发育功能的化学物质。按照用途可分为：抗细菌抗生素、抗真菌抗生素、抗病毒抗生素、抗肿瘤抗生素、畜用抗生素、农用抗生素及其他用途抗生素。

抗菌素是针对菌类（细菌、真菌）的抗生素，所以从概念上讲，抗生素包含抗菌素。

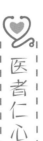

医者仁心

"将军之女" 段恕诚教授的故事

段恕诚（1922—2007），河北定县人，上海医科大学博士生导师，我国小儿传染病学著名专家，先后主编首部儿科专用的《小儿肝胆系统疾病》和《小儿感染病学》。

段恕诚教授出生于军人家庭，父亲段绳武将军曾任国民革命军第 47 师师长，国共第二次合作后，时任国民政府军事委员会总政治部副部长的周恩来，派段将军任"后方勤务部总政治部中将主任"，主管全国伤兵工作，被称作"中国荣军之父"。父亲的军人脾气和爱国精神，对年幼的段恕诚产生了巨大的影响。1942 年段恕诚从重庆南开中学毕业，考取了迁往重庆歌乐山的国立上海医学院，在风雪与炮火中开始了医学求学之路。新中国成立后，年轻的段恕诚投身上海血吸虫防治工作，1951 年参加抗美援朝志愿医疗队并立功，1952 年加入新成立的复旦大学附属儿科医院。此后 50 年，她的所有心力都付之于我国儿科事业的发展。

段恕诚教授主编出版的《小儿肝胆系统疾病》，是我国第一部小儿肝胆系统疾病专著，也是国内儿科临床医师的重要参考书之一。从 20 世纪 80 年代末开始准备这本著作的提纲到 2002 年最终出版，段恕诚教授反复修改 20 多个春秋，每一个章节，都经过长时间的斟酌取舍。2003 年，段恕诚教授与全国著名儿科专家刘湘云教授合作主编的《小儿感染病学》出版，是当时我国首部也是唯一一部儿科感染病专著，倾注了她老人家大量心血。

段教授生活节俭，爱看书，家里角角落落都堆满了书，以致客人想找个坐的地方都很难。但在同事和学生们的印象中，段教授永远是干干净净，一头银发梳理得整整齐齐、纹丝不乱。

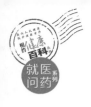

现登歌乐山，还能在一块枝蔓缠结的石碑上看见冯玉祥先生给段恕诚的父亲段绳武将军的题刻："能苦干，能爱人，能说出，能实行；大人物，段先生，殁太早，我心疼；岂独我，世同情，后死者，奋为雄。冯玉祥，民国三十年。"这段悼词放在段恕诚身上，竟也十分贴切。"能苦干，能爱人，能说出，能实行"是两代人共有的遗传密码，也许，也是深埋在一个平凡而传奇的医者血脉中的不变精神。

（沈　军）

82. 为什么孩子出现**呕吐、腹痛**需及时就医

很多孩子都曾有过呕吐、腹痛的经历。呕吐和腹痛常常是由消化道疾病导致的，如急性胃肠炎、肠梗阻等，但有时可能是由危及生命的其他系统疾病引起的。在日常生活中，孩子发生呕吐或腹痛时，家长需要密切的观察，及时带孩子就医。

1. 呕吐、腹痛的常见原因　多种疾病均可引起呕吐和腹痛。消化道疾病是呕吐、腹痛症状的常见原因，常需及时就诊。其中，急性消化道感染是最常见

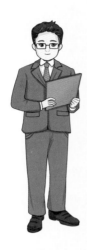

病因，如急性胃炎、急性肠炎和急性胃肠炎；慢性的消化道感染、消化道非感染性疾病，如胃十二指肠炎及溃疡、炎症性肠病等，也可导致呕吐和腹痛。而对部分孩子来说，咳嗽后呕吐是常见原因；而腹痛的原因常常可能是生理性的，如便秘、排便前的腹痛、肠痉挛等，可考虑密切观察为主，无明显缓解需及时就医。

2. 要警惕导致呕吐的可能危及生命的疾病　常见的有急性阑尾炎、肠套叠、肠梗阻、坏死性小肠结肠炎、毒物摄入，以及中枢神经系统疾病如颅内感染、颅内占位、颅内出血等引起的颅内压增高，糖尿病酮症酸中毒、暴发性心肌炎等，均需及时就医。

3. 要警惕导致腹痛的可能危及生命的疾病　常见的有腹腔内创伤、阑尾炎、肠套叠、肠梗阻、消化性溃疡、消化道出血、细菌性腹膜炎、消化道异物及暴发性心肌炎等，均需及时就医。

4. 要注意呕吐的并发症　呕吐是人体对摄入的毒素或毒物进行排出的一种自我保护机制，但剧烈的呕吐，可能会导致消化道黏膜撕裂而出现呕血、便血。大量呕吐会导致脱水、低钾血症和代谢性碱中毒等并发症，需及时止吐补液等治疗。

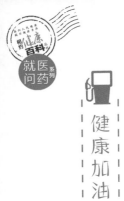

初步评估儿童和青少年呕吐腹痛的轻重

关于家长如何进行初步评估儿童和青少年呕吐腹痛的轻重，需要关注以下3点。

（1）如果孩子精神、面色不佳，需要及时就医。

（2）如果孩子伴随发热、胆汁性呕吐、喷射性呕吐、呕血、便血、明显的腹胀和腹部压痛、惊厥等情况时，应该及时就医。

（3）不要轻易给儿童及青少年服用止痛药，以免掩盖病情。

（沈　军）

83. 为什么孩子
发热伴精神差，需警惕
中枢神经系统感染

中枢神经系统感染是指各种病原体引起的脑和脊髓的感染，最常见的类型是脑炎和脑膜炎，临床上较为常见，通常病情较为严重。中枢神经系统感染最常见的症状是发热，伴有精神或意识的改变。

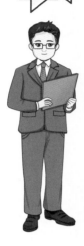

1. 儿童及青少年易发生中枢神经系统感染　人体脑细胞和血管之间存在一种物理屏障，医学上称血脑屏障，能防止病原体等有害物质进入大脑及脑脊液。因为儿童及青少年较成人更容易反复呼吸道、消化道感染，大多数情况下会有病原体进入血液，因此在少数情况下这些病原体会突破血脑屏障感染中枢神经系统。

2. 出现这些表现提示可能有中枢神经系统感染　儿童及青少年出现发热、头痛、畏光、恶心和呕吐、意识模糊、嗜睡、昏睡、易激惹、惊厥症状时，需要警惕中枢神经系统感染。

3. 如何寻求医生帮助　中枢神经系统感染是一种可能危及生命、或留下终身后遗症的重症，应及时就医。家属积极配合并理解医生的诊疗建议显得尤为重要。医生需尽早明确患儿是否存在中枢神经系统感染、感染的部位和可能的病原学，及早进行针对性的治疗。临床上，头颅 CT 或核磁共振、脑电图、腰椎穿刺和血液检查，是帮助医生及时明确诊断的常用方法。

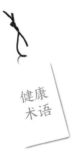

腰椎穿刺： 简称腰穿，是医生在患者腰背部的椎棘突间隙用针进行穿刺，获取脑脊液进行相关的化验检查，来明确诊断疾病的一种常用技术。腰椎穿刺一般无需全身麻醉，也不会留下后遗症。由于脊髓和颅内的脑脊液是流动的，在腰椎处穿刺获得的脑脊液，能反映颅内的情况。

（沈　军）

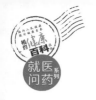

84. 孩子急性呼吸道或消化道感染后发现**转氨酶升高**需要治疗吗

　　许多家长发现，孩子在急性呼吸道感染或消化道感染后，转氨酶指标升高了，这是在临床很常见的现象。要不要治疗？会不会留下后遗症？是许多家长最常问的两个问题。

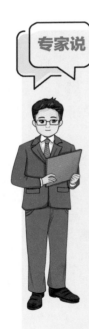

专家说

　　1. 转氨酶升高不一定提示肝损伤　谷丙转氨酶（alanine aminotransferase，ALT）、谷草转氨酶（glutamic-oxaloacetic transaminase，AST）是两种最常用的转氨酶指标。当肝细胞受到损伤时，肝细胞内的转氨酶会进入血液中，因此血液中转氨酶升高程度常可反映肝脏损伤的程度。这两种转氨酶在人体骨骼肌细胞内也大量存在。当肌肉发生炎症或损伤时，血液中的转氨酶也会升高。

　　2. 为什么急性呼吸道或消化道感染后常有转氨酶升高　急性呼吸道或消化道感染时，人体免疫系统会被激活以清除病原体及受损的细胞，免疫反应可同时损伤肝细胞，病原体也会直接攻击肝细胞。有时，病毒体会感染肌细胞引起骨骼肌炎症或心肌炎，如果感冒后明显肌肉酸痛要警惕出现了肌炎的并发症。

3. 急性呼吸道或消化道感染后转氨酶轻度升高的患者一般可自行恢复正常　随着感染的控制和痊愈，入血的转氨酶逐渐减少，血液内的转氨酶逐渐自行下降至正常水平，可能需要数周至数月的时间。一般情况下，急性呼吸道或消化道感染后轻度升高的转氨酶可以先观察。但对于中重度转氨酶升高的患者，建议在医生指导下进行治疗。

4. 警惕重症肝炎、心肌炎及其他导致转氨酶升高的可能病因　必须要注意急性呼吸道或消化道感染，可能会导致重症肝炎或心肌炎。发现转氨酶升高，应该请医生进行综合评估、动态观察。有时候既往已经存在转氨酶升高，因为检查正好发现，则需排除病毒性肝炎、脂肪肝、自身免疫性肝炎等引起的转氨酶升高的疾病。

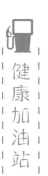
健康加油站

转氨酶升高的程度

各个实验室使用的转氨酶正常参考指标可能会有不同，一般多以谷丙转氨酶和谷草转氨酶 40IU/L 为正常值上限。4 倍正常值以下为轻度升高，4~10 倍正常值为中度升高，10 倍正常值以上为重度升高。

（沈　军）

十五

精神
心理疾病

85. 为什么药物
不能治愈**孤独症**

孤独症是一种起病于婴幼儿时期的神经发育障碍，以社会交往、交流障碍，兴趣狭窄及刻板、重复的行为为主要表现，部分患儿可能会伴有不同程度的智力问题，严重影响了患儿的社会功能。

专家说 **为什么药物不能治愈孤独症呢？**

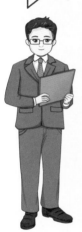

我们首先要明白什么是治愈。治愈是指患儿在症状层面得到完全缓解、社会功能的全面改善。孤独症是一种神经发育障碍，目前的病因及发病机制尚不明确，大多数学者认为其发病是基因与环境的共同作用结果。有研究发现孤独症的发病可能与遗传、环境污染、孕期感染与服药、产伤、婴幼儿营养缺乏、母亲肥胖、电子辐射等因素有关。孤独症作为一种神经发育障碍，又发病机制不明，缺少药物作用的靶点。

其次，孤独症患儿除了社会交往、交流障碍，兴趣狭窄及刻板、重复行为等核心症状，还可能出现易怒、焦虑、抑郁、过度活跃、注意力不集中、强迫行为、自伤和攻击性行为等情绪及行为异常。这些症状会对患儿正常的社会交往、学习和生活能力造成严重的功能影响。因此，孤独症的治疗是一个综合干预方

案，包括社交技能训练、行为训练、语言训练、心理治疗、教育训练和社会支持等，需要家庭、学校和医疗专业人员等的协作参与。目前还没有研究和临床观察证明药物可以改善孤独症的核心症状，不能治愈孤独症；但如果患儿出现容易发脾气、注意力不集中、攻击别人或者自伤等行为，有相应的药物可以帮助他们改善这些症状。

总之，孤独症的干预治疗是一个系统工程，及时、科学的干预也可以让部分孩子成年后拥有独立生活、学习和工作的能力，可以更好的改善预后。虽然药物无法治愈孤独症，但如果患儿出现多动、注意力不集中、情绪问题、易激惹、自伤和攻击行为等表现，有相应的药物改善这些症状。

（杨荣旺）

86. 为什么**多动症**患儿不一定长大了就好了

对于多动症，大众普遍认为是儿童期的疾病，长大就好了。事实真的是这样吗？实际上，多动症是一种起病于儿童期的常见神经发育障碍，43%~80% 的多动症患儿会持续至成年。

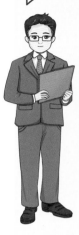

多动症主要表现为注意力不集中、过度活跃和冲动行为，是一种神经发育障碍。多动症常被大众冠以"儿童多动症"，认为只是影响儿童期的疾病，随着孩子长大自然就好了，但事实并非如此。研究发现，43%~80%的患儿会将一些症状带入成年期。这意味着成年后的多动症患者可能持续存在注意力问题，情绪调控能力差等表现，还会影响到工作、人际关系、驾驶安全和日常生活管理等。也就是说，多动症是起病于儿童期，部分患者会持续到成年期，并不是长大就好了。事实上，我们说的长大就好了，指的是长大后"多动"的行为好了，并不是多动症好了。

患有多动症的儿童经常出现学习上的问题，可能导致家长老师的批评，甚至同学的嘲笑，同时这些孩子也比其他小朋友更容易发生各种事故和受伤。长久的负面体验，会导致孩子出现自信心不足的情况，也更有可能在与同伴和成人的互动中遇到困难，难以被接受。长大后他们可能面临酒精和药物滥用的风险，甚至可能从事其他违法行为。

很多家长会疑惑，为什么多动症患儿一定要尽早干预？如果一直不治疗，长大会怎么样？儿童期是多动症诊断和干预的关键时期，提供适当的支持和治疗能够显著提高孩子的学业成绩和生活质量，并有可能降低症状持续至成年期的风险。如果不进行干预和治疗，孩子在成长过程中可能会面临诸多挑战，例如学习困难、职业发展问题、社交障碍以及自尊受损。此外，他们还可能

多动症　注意力缺陷

经历情绪问题，如焦虑和抑郁。另有研究显示，未经治疗的多动症可能增加患有其他心理健康问题的风险。

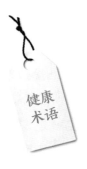

功能损害： 通常指的是个体在日常生活、社交、工作或学习等方面的能力受到了显著限制或阻碍。功能损害的评估是诊断精神心理疾病的重要组成部分，因为它不仅关注症状本身，还关注这些症状如何影响个体的日常功能。

（杨荣旺）

87. 为什么患**抑郁症**的孩子不一定是**"心眼小"**

　　抑郁症是儿童和青少年时期最为常见的心理疾病之一，其主要表现为情绪低落、快感缺失、兴趣下降，并且伴随进食、睡眠、躯体不适等症状，以及一些认知相关的症状如注意力下降、记忆减退、大脑反应速度变慢，严重者可出现自伤、自杀的想法及行为，显著影响了儿童和青少年的身心健康。

专家说

家长会觉得，孩子抑郁了，就是孩子"想不开""心眼小"，真的是这样吗？实际上，抑郁症的确切病因不明，它的出现与生物学因素和心理社会因素密切相关。

所谓生物学因素主要包括遗传因素和大脑内神经递质的改变。遗传因素就是父母一方或者双方既往有抑郁症病史，孩子患抑郁症的风险就会明显增加；大脑的神经递质如多巴胺、去甲肾上腺素和 5- 羟色胺等神经递质浓度在抑郁症患者中也会下降。

另外，对于儿童抑郁患者而言，心理社会因素在疾病的发展过程中也起着至关重要的作用，家庭关系不和谐、父母冲突矛盾多、亲子关系不良、家长存在一些不良的教养方式（严厉型、专制型、忽视型）、家庭成员之间在情感表达、问题解决、沟通支持等方面交流不顺畅以及孩子在学校环境下学习压力大，同伴关系不良，校园欺凌等问题，都是可能导致抑郁症发病的重要风险因素。此外，孩子本身的性格基础也在疾病的发生发展中起到了一定的作用，高度敏感、性格内向的孩子可能更容易发展成为抑郁症。

因此，如果孩子出现了上述抑郁症状，我们不能简单的认为孩子只是"心眼小"，是孩子经历了不可承受之重；孩子的性格基础仅是疾病发生发展过程中的部分原因，孩子的遗传基础，大脑神经递质的改变以及家庭、学校的社会支持力度对于疾病的发生发展均起到了重要作用。

关键词

抑郁症　情感表达

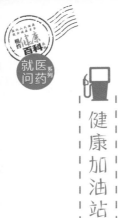

孩子出现抑郁症状怎么办

一旦出现了上述抑郁症状，家长需要尽快带孩子就医，寻求专业帮助，医生会根据患儿的疾病严重程度选择适合的治疗方案。作为家长，我们需要帮助孩子建立一个温馨有爱的家庭环境，鼓励孩子积极表达内心的情绪体验，并且和孩子一起探讨问题的解决和应对策略，帮助孩子一起渡过"情绪难关"。

（杨荣旺）

88. 孩子反复做一件事情就是**强迫症**吗

强迫症是一种以反复、持久出现的强迫思维和/或强迫行为为基本特征的精神障碍。患儿明知这些思维和/或动作没有现实意义、没有必要、是多余的，有强烈的摆脱欲望，但却无法控制，因而感到十分苦恼，对患儿的学习、日常生活和社会交往产生不良影响。

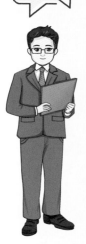

孩子反复做一件事情，不一定能诊断为强迫症。它可能是一种习惯，是缓解紧张压力的一种方式，也可能是为了获得自我满足感，抑或是为了追求完美，而这些行为并不会对孩子的日常生活和学习造成负面影响。但如果孩子因为反复做事而感到痛苦烦恼，每天花费超过 1 小时，严重影响了正常生活，那可能就是强迫症了。例如，我们经常提到的"洁癖"。只有当一个人非常害怕脏东西，这个想法一直在脑海里反复出现，或是因为怕脏而反复洗涤，如果打断这种想法及行为会导致心理和生理上的明显不适，影响到生活、学习、人际交往，并且持续 2 周以上，这样的"洁癖"才能诊断为强迫症。

强迫症可表现为强迫行为，它是指反复出现的刻板行为或仪式动作。常见的强迫行为包括清洁（如洗手或洗澡）、计数、检查、整理、祈祷、触摸、寻求保证及仪式化的回避等。强迫症的另一种形式是强迫思维，它是反复出现、持续存在、不恰当地闯入头脑中的一些想法、表象和冲动。常见的强迫思维包括：怕脏，怕给自己和他人带来伤害，要求对称、精确、有序等。

若反复做一件事情对孩子的日常生活和学习造成了明显影响，家长应该寻求专业心理医生的帮助，获得科学的诊断和规范的治疗。

关键词

强迫症　精神障碍

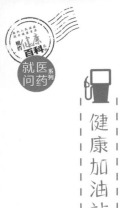

家长该如何帮助强迫症的孩子

家长应该努力营造一个和谐、稳定、支持性的家庭环境，给予孩子充分的情感支持和理解；学会控制自己的情绪和行为，避免过度紧张或焦虑的情绪影响孩子；鼓励孩子参加一些自己喜欢的活动或兴趣爱好，增强自信心和自我价值感；帮助孩子认识到自己的症状和问题，并鼓励他们积极面对和解决。家长要和孩子站在同一边，一起打败强迫症这个"小怪兽"。

（杨荣旺）

89. 为什么孩子很瘦了还要**减肥**

有的孩子受"以瘦为美"这个观念的影响，对自己的身材非常在意，过分追求骨感美，甚至产生身材焦虑；更有一部分青少年，对"肥胖"产生强烈的恐惧以及对体形、体重的过分关注，明明很瘦了，还要坚持减肥，限制自己的饮食；还有的孩子通过催吐、过度运动，甚至自行购买减肥药、泻药等方式减轻体重，严重者逐渐演变成神经性厌食。

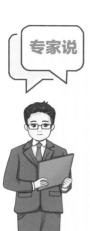

追求完美身材，减去过多的体重，无可厚非；但如果体重在正常范围、甚至已经偏瘦，依旧认为自己的体重过重，害怕长胖而拒绝正常进食，那么就要小心是不是得了神经性厌食。限制饮食常常是他们最开始出现的症状之一，为了减轻体重，还有的人会通过催吐、过度运动，甚至自行购买减肥药、泻药等方式减轻体重。

为什么他们会产生上述的行为呢？首先是因为他们对自己的体型和体重存在不正确的认知，也就是医学上说的"体象障碍"。什么是体象呢？我们脑海中对自己形体的印象被称为体象，而这些患有"体象障碍"的孩子对自己身体的胖瘦和某些部位的粗细、大小存在感知障碍，所以即使他们明明已经骨瘦如柴了，但是依然会觉得自己很胖。其次，神经性厌食还与患者本身的个性特点和所处的家庭、学校环境密切相关。低自尊、完美主义和刻板性的人格特征是患病的高危因素。除此之外，大部分的神经性厌食的孩子在起病之前都曾经历过不同的负性生活事件，如同学、家长的负面评价（尤其是针对体重和身材），家庭环境不和谐、冲突矛盾多，父母控制型的管教模式，学业压力大，校园欺凌等。

因此，如果家长们发现孩子吃的越来越少或者体重骤降，需要引起重视，不仅仅要关注孩子的生长发育，更要关心孩子的心理健康，倾听孩子内心的声音，找到孩子内心的需求和期待，切勿只采用说教、批评、指责等方式企图改变孩子的厌食习惯，必要时需要带孩子去医院评估，进一步干预。

关键词

神经性厌食 减肥

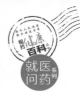

健康加油站

神经性厌食主要表现为有意严格地控制饮食，导致体重明显下降并低于正常范围。常常发生于 13~20 岁的青少年和年轻女性，伴随一系列情绪问题。厌食症会导致严重的营养不良，甚至引发多器官衰竭，因此被认为是最致命的精神障碍。

（杨荣旺）

关键词

分离焦虑　处理

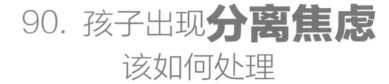

90. 孩子出现**分离焦虑**该如何处理

分离焦虑指与亲人分离而引起的焦虑、不安、或不愉快的情绪反应，常见于 6 月龄至 3 岁之间的婴幼儿。一般来说，随着孩子年龄的增长和对环境适应能力的增强，分离焦虑会逐渐减少，然而也有一部分人直到成年仍然存在分离焦虑的情况。处在分离焦虑状态下的孩子，会有明显的痛苦、不安、恐惧等情绪，也会给照顾者带来非常大的挑战。

专家说

通常情况下，当孩子进入新的环境、遇到压力事件时可能会触发孩子的分离焦虑，比如刚开始读幼儿园、第一次住校等。有些事件容易加重分离焦虑，比如亲人、朋友或宠物的死亡，转学、父母离异、自然

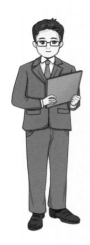

灾害、搬家等分离的情况。分离焦虑的孩子和亲人分开时，会大哭大闹、久久不愿分离，甚至会出现各种身体症状，如头痛、腹痛、噩梦等。

分离焦虑的出现与以下因素有关：首先，分离焦虑有遗传倾向，这意味着如果父母容易焦虑，他们的孩子也可能会更容易出现焦虑症状；其次，孩子的个性敏感；最后，环境因素包括过度保护、过度严厉的养育方式也极有可能会增加此类问题的风险。

那么，出现分离焦虑该如何处理呢？

首先，父母需充分理解孩子遇到的困难，帮助他找到焦虑的来源，给予支持，及时安慰，注意倾听，减少评判，冷静对待孩子的情绪反应，可以和他一起讨论并进行放松训练（深呼吸，计数，想象一个放松的场景），让他有一种对身体的掌控感；其次，可以进行分离训练，比如，鼓励孩子离开父母外出活动，并始终要强调是他自身的努力使得改变发生；再次，帮助孩子学会适应离开最亲近的养育人，可以先从短时间离开开启，循序渐进，有计划地转移注意，比如选一个孩子乐于参加的兴趣班，约定好时间来接，不能破坏信任感；最后，建议平时带孩子多和同龄儿童接触，帮助其建立友谊，生活中也要尽量减少代劳，逐步放手，让孩子学会表达自身需求和寻求帮助，培养自理能力和独立性，增强克服困难的信心。但若分离焦虑的症状严重干扰了孩子的正常生活、学习和社交活动的情况，建议家长至医疗机构进行评估，根据孩子的症状、严重程度选择合适的治疗方式，最大程度的帮助孩子恢复社会功能。

（杨荣旺）

危重症
疾病

91. 孩子出现哪些症状
需马上**急诊就诊**

    儿科急诊室是医院中最为繁忙的科室之一，家长面对孩子生病时，过于焦虑频繁往返急诊可能会增加孩子交叉感染的概率，而过于疏忽可能会导致疾病救治延误，如何判断是否需要立即去急诊就诊，确实是一个关键的问题。

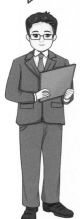

    孩子出现以下常见症状的特殊情况需要尽快到急诊就诊。

    （1）体温异常：出现超高热（体温 >41℃）或反复高热（体温 >39℃）持续 2~3 天，或者出现低体温（体温 <35℃）需要就诊。

    （2）咳嗽：有犬吠样咳嗽、频繁咳嗽无法缓解、喘憋、呼吸急促、呼吸困难，或者听诊有异常的呼吸音等。

    （3）腹痛、腹泻、呕吐：出现脱水症状，如出现啼哭无泪、皮肤干燥、精神萎靡及尿量减少等症状；腹痛但拒绝家长按压、不能缓解的腹痛腹胀、大便带血或者呈果酱色；频繁呕吐无法进食进水，或者出现喷射状呕吐。

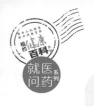

（4）哭闹不安：不明原因、无法安抚的持续哭闹和烦躁不安等。

（5）精神神经症状：剧烈头痛、抽搐、晕厥甚至昏迷、肌无力、急性瘫痪等。

（6）心慌胸闷：不明原因的心慌胸闷或症状持续不缓解。

（7）严重过敏反应：如皮肤较大面积红肿、皮疹、瘙痒及喉头水肿（气促、憋喘、口唇紫绀）等症状。

此外，当孩子发生意外伤害，如支气管异物、消化道异物、急性中毒、外伤、烧烫伤、溺水、电击伤及动物咬伤等，也需及时前往急诊就诊。

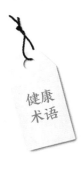

喷射状呕吐： 表现为突然发生呕吐，呕吐不费力，胃内容物通过口、鼻喷射而出，且喷射距离较远，喷射量也较多。呕吐前一般不会出现恶心感或仅有轻微的恶心。喷射状呕吐通常多见于神经系统疾病，比如高血压脑病、脑炎、脑膜炎、颅内占位性病变等，需要紧急就医。

（陈 萍 陈 瑜）

92. 去儿科**急诊就诊前**家长需要**准备**什么

当孩子生病的时候，家长需要带孩子去医院。那么，在去看儿科急诊之前，需要做哪些准备呢？

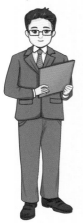

专家说

1. 家中生活物品准备

（1）孩子随身的物品，如纸巾、水杯、饮食、衣服、玩具、隔汗巾、尿不湿，以及睡觉时需要用的小薄被子或小薄毯子。

（2）婴幼儿建议把推车带上。

（3）孩子的就诊卡或者医保卡。

2. 孩子就诊相关物资和信息

（1）发热孩子需备体温计、退热药和退热贴。

（2）腹泻孩子最好带上刚拉的新鲜大便，以便及时化验。

（3）如果是因为尿液颜色或气味不正常而就诊，建议把异常的小便用干净密闭容器装好带到医院。

（4）如果是呕吐的孩子，可以把在家中的呕吐物

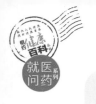

拍照或者直接用干净的容器带到医院。

（5）梳理孩子的病情，起病时间、疾病进展情况，治疗情况，使用的药物最好拍照或者带药品包装盒到医院，既往就诊的记录，在外院治疗的资料和做的检查结果，胸片或者 CT 建议同时带结果和影像资料。

（6）由于儿童用药往往根据体重来确定，如果病情允许，请在家测量孩子体重，就诊时告知医生。

3. 选择医院和熟悉路线　根据家庭住址和就医习惯选择医院就诊；提前熟悉路线，如果开车到医院要先了解停车场的位置和下车位点，提高就诊效率。如果较危急建议就近选择综合性医院，以免延误治疗，发生危险。如有必要，请拨打 120 求助专业医护人员。

如果可能，在确定要去的医院后，先了解儿科急诊所在的位置和进医院以后的路线，如果就诊过程中有病情变化或意外时，可以最快的速度抵达急诊室寻求医护的帮助。

4. 陪诊人员的准备　一般情况下，建议 2~3 位家长带孩子看病。陪诊人员中要有对孩子病情熟悉的家长，避免在急诊问诊中病情描述不准确影响疾病的诊治。如果是开车到医院，除了司机之外，至少要有两名家长陪同。

（张文迪　陈　瑜）

93. 急诊就诊时家长应如何
与医生高效沟通

关键词

急诊就诊 沟通

孩子急诊就诊时，家长与医生高效沟通是非常重要的，可以帮助医生更好地了解孩子的病情，为孩子提供及时准确的诊断和治疗。

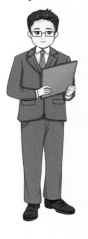

为保证与医生高效沟通，家长应做到以下几点。

（1）保持冷静：在急诊环境下，家长可能会因为孩子病情感到紧张和担忧，但千万不能慌，保持冷静有助于家长清晰地陈述病情，并听清楚医生的叮嘱。

（2）提供详细而准确的病情资料：家长可以事先把孩子的情况，此次看病急需解决的关键问题在心里梳理一遍。家长要尽量客观地描述病情，避免过分渲染，以免误导医生。要详细描述孩子的病情，包括主要症状、持续时间、病情发生发展过程、伴随症状、用药史、诊疗经过等。千万不要隐瞒孩子的病史，这样不利于医生做出准确的判断，有时候甚至会给孩子造成一定的危险。另外，孩子的精神状态是儿科医生关注的重点，但医生在短暂的接诊时间内不一定能准确判断，家长可主动向医生反映孩子的精神状态变化情况。孩子食欲、睡眠状态、大小便情况对病情也有帮助，需要主动提供给接诊医生。

（3）尽量准确提供孩子的基本信息：如年龄、体重、既往病史、过敏史、预防接种史及家族史等，便于医生确定诊治方案。

（4）尽量由一个人陈述孩子的病情：一个孩子往往有多名家长陪同，选择对病情最熟悉的家长跟医生沟通，尽量一问一答，千万不要大家一起同时跟医生沟通，会影响医生信息提取的效率和误导医生，干扰诊治方案的决策。

（5）耐心倾听医生的建议：家长应尊重医生的建议，在医生询问或讲解时，家长要耐心倾听，不要打断医生的表述。如有疑问，可在医生解释后提问。避免在就诊过程中过度干预或质疑医生的判断。

（6）对诊断和治疗方案予以反馈：在医生给出诊断和治疗方案后，家长应予以确认或及时反馈疑问。

（7）关注孩子病情变化、按时复诊：确认后续观察病情变化要点及复诊建议。

（黄　浩　陈　瑜）

94. 急诊就诊后
家长该如何**观察**孩子**病情**

关键词

生命体征是用来判断孩子病情轻重的基础指标，其中体温、呼吸、脉搏、血压是四大主要指标，其他还包括瞳孔反射、痛觉反应、氧饱和度等。一般情况是对孩子全身状态的概括性观察，包括精神状态、面容、表情、进食、哭声、四肢活动及语言表达等。

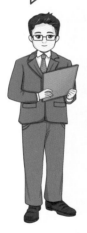

在就诊时家长需要明确几个信息，即孩子的症状、主要诊断、治疗用药。就诊后对病情的观察也是基于上述信息。症状方面，需要识别原有症状的变化趋势，如发热最高温度的升高或降低、咳嗽频次的增多或减少、腹泻量的增多或减少等。除原有症状外，还需要观察生命体征，呼吸频率可以通过观察胸廓起伏来计数，脉搏、血氧饱和度可以借助脉氧仪来检测，体温和血压需要使用体温计和血压计来测量。出现持续高热不退，呼吸、脉搏显著增快，血氧饱和度和血压降低时均提示病情加重。

如果缺乏体温计、脉氧仪、血压计等专业工具，也可以观察一般情况来评估病情变化，在病情加重的情形下，孩子可出现烦躁不安或萎靡不振，甚至意识丧失。进食减少、活动无力、对外界的刺激缺乏回应

生命体征　一般情况

等也是病情加重的表现。在就诊后家长可获知专业的诊断名词，此时可通过网络或书籍检索相关信息，建议筛选正规机构发布的文章或视频，有助于正确理解疾病诊断及自然病程。

治疗方面，需要仔细核对药物的剂量，用法（如口服、外用、雾化等），观察用药期间孩子有无出现皮疹、呕吐、腹泻等新的病情变化，如怀疑药物过敏、不良反应甚至过量中毒，应立即就医。

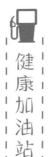

健康加油站

孩子出现抽搐时的应急处理

孩子出现抽搐是危重症的常见征象之一，要即刻评估生命体征，如伴有呼吸停止及大动脉搏动消失应立即进行心肺复苏，同时呼叫 120 急救车。如呼吸脉搏没有停止，立刻将孩子侧卧，防止呕吐物误吸入呼吸道引起窒息。不要为了控制孩子抽搐而试图强行按压胳膊、腿部等，防止引起骨折。切忌在孩子口中塞入异物，易造成窒息、口腔损伤等。抽搐之后不要立即让孩子吃、喝东西，防止再次突然抽搐发作而因口中食物引起窒息。注意查体温，及时退热。

（张天楠　陈　瑜）

95. 为何有些孩子
需入住**重症监护病房**

部分孩子患病后被建议入住儿童重症监护病房（pediatric intensive care unit，PICU），家长有时会对入住监护病房产生恐慌、怀疑甚至强烈抵触情绪。入住重症监护病房是由专业医务人员根据患者病情做出的判断，家长应接受建议，理解入住重症监护病房的必要性，以免延误病情。

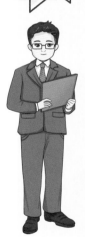

孩子住院一般遵循其受影响的主要器官、系统等进行专科分配，如肺部感染入住呼吸科，脑炎入住神经科。但部分孩子涉及多个系统异常或某一系统严重异常则需要入住重症监护病房，如孩子严重肺部感染且呼吸不稳定或涉及颅内病变、持续抽搐等，则建议入住重症监护病房，稳定后转至普通病房。

孩子或家属不愿入住重症监护病房可能的原因：对医生初步判断的病情严重性有所怀疑；对重症监护病房无陪护的环境有所恐慌（国内部分医院存在儿童重症陪护单元）；对疾病转归及治疗费用存在压力；家长因为不能陪护产生情感上的不舍等。

家属一旦选择其信任的医疗机构，应当积极与接诊医务人员交流，并应知晓孩子的病情，理解孩子需要入住重症监护病房的

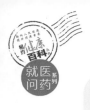

必要性并尊重医生的建议。由于疾病诊治的专业性，家属不容易理解疾病潜在的某些风险，这个时候格外需要遵从专业人员的建议，及时接受重症监护治疗，以免错过最佳救治时机。

重症监护病房是一个综合救治平台，集合了医院的急救设备和专业急救团队，具备强大的危重症救护能力。如部分外伤合并严重感染的孩子，在重症监护病房可在使用呼吸机、血液净化设备维持其器官功能的同时接受外科医生处理伤口。

儿童重症监护病房在治疗疾病的同时也会兼顾孩子们的心理状况。国内一般采取家长间断陪护、病房内外通话、与家长通信及增加病房内娱乐（如画画、看视频、看书）等方式缓解孩子压力；同时病房内医护充分关爱孩子，尽最大可能促进孩子身心健康恢复。

（熊　鹏　陈　瑜）

96. 为什么家长不能进 儿童重症监护病房**陪护**

儿童重症监护病房是救治儿童危重症的场所，为了保障救治效果，一般家长是不能陪护的，在救治过程中，暂由重症监护病房的医护人员负责照护孩子。

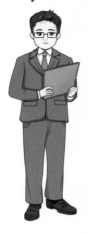

不让家长进入重症监护病房陪护，主要基于以下几点考虑。

（1）危重孩子往往免疫力低下，还有各种管路置入，极易继发各种感染，孩子进行有创诊疗操作甚至床旁手术均需要相对清洁的环境，重症监护病房一般是层流病房，可有效减少感染的发生。陪护易造成交叉感染发生概率增加。

（2）重症监护病房孩子病情危重，病情变化快，需要高强度的监护和治疗，家属是非专业人士，从家长的角度认为应该少抽血，减少孩子的伤害，可能会阻挠抢救治疗，但可能因监测不及时、无法发现病情变化而贻误病情。

（3）重症孩子身上可能安置各种监护治疗的管路和仪器，家长陪护的非专业行为可能会导致管路移位甚至脱落，仪器误碰导致设备故障等，造成严重甚至致命后果。家属对仪器设备的各种参数无正确认知，可能会因任何一个值的波动或者警报而焦虑不安，影响诊疗。

（4）重症孩子诊治过程中需要进行的各种有创诊疗操作，家属难以承受相应的心理冲击，甚至吸痰这个简单的操作都让家长觉得很残忍，导致了孩子痛苦。孩子随时可能需要抢救，家属难以承受，因此需要回避。

（5）孩子也可能会因家属陪护产生较大的心理波动和情绪紊乱，保障孩子心理平稳更有利于疾病的康复。

总之，基于上述种种原因，重症监护病房无陪制度是为了最大化利于救治孩子，但重症监护病房有探视制度，避开抢救情况下，重症监护病房会酌情安排家属探视，视频探视或必要时床旁探视，医生也会安排时间进行病情沟通。

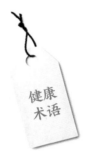

层流病房： 是通过空气净化设备保持室内洁净的病房。层流送风系统能够将外界空气中的尘埃、细菌、病毒等污染物有效过滤，确保送入室内的空气洁净无污染，层流按照空气洁净程度分为百级、千级、万级、十万级和三十万级。层流病房对于减少重症孩子的感染，促进健康恢复有很大的帮助。

（袁 义 陈 瑜）

康复医学
疾病

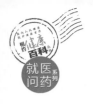

97. 如何能够尽早辨别
孩子是否患有**脑性瘫痪**

关键词

脑瘫 早期识别

脑性瘫痪，简称脑瘫，指处于发育中的胎儿或婴幼儿脑部受到非进行性损伤导致的运动和姿势发育障碍，且有活动受限的表现。脑瘫特指运动能区的功能障碍。因此，对于有脑损伤或脑损伤高危因素的儿童，家长可以通过观察患儿某些特定的临床表现，及时捕捉到相关的信息，在医师的帮助下尽早做出是否脑瘫的诊断。

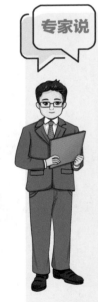

专家说

脑瘫的孩子在婴幼儿期大多有获得性脑损伤，包括先天性宫内感染、缺氧缺血脑病、颅内感染、脑卒中及出血等，这些有脑损伤或脑损伤高危因素的孩子在早期并无脑瘫的表现，但随着年龄增长，部分会逐渐出现脑瘫的表现如运动发育落后、姿势异常及活动受限等。因此，除了定期儿童康复专科随访外，家长需要在日常生活中仔细观察，如果出现以下任何一条脑瘫的提示线索，建议尽早到儿童专科医院康复科就诊，以明确是否存在脑瘫的可能。脑瘫的提示线索主要包括：4月龄后仍然呈双手握拳姿势、仍有竖颈不稳及拉起时头颈后仰、表现出持续的姿势和动作不对称；6月龄以上的孩子表现出持续的惊跳反射；7~8月龄后仍不能独坐；在6~12月龄期表现出腿部僵硬或紧绷（例如，换尿布时无法将他们的脚趾放到嘴边）；在

12 月龄前出现利手；12 月龄以上的孩子表现出持续的踮脚走路或行走不对称。

　　早诊断、早治疗可以极大改善脑瘫患儿的脑功能、提高预后。系统的体格检查联合发育筛查、头颅 MRI 最早可在 5 月龄做出脑瘫的诊断。因此，存在脑损伤及其高危因素的宝宝，在 6 月龄前需 1 个月 1 次、6~12 月龄两个月 1 次的康复专科随访，以尽早识别诊断脑性瘫痪，并给予相应的康复干预、从而改善预后。

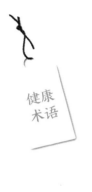

健康
术语

利手： 又称为优势手，指在日常生活和学习工作中使用最灵活、最常用的手，可分为右利手、左利手和双利手（也称为混合利手），90% 的人为右利手。利手的形成受先天和后天性因素共同影响，一侧脑功能障碍，而对侧正常的话，往往出现功能障碍侧的同侧利手。

（张鹏鹏　李昕松）

98. 孩子**智力发育障碍**有特异性的**药物和器械**治疗吗

　　智力发育障碍，指在发育阶段发生的智力水平和社会适应性行为障碍。不同的发育阶段，智力障碍的评定量表也不一样。在智力上，0~6 岁的孩子可以选择格塞尔发育量表，4.5~16 岁儿童可以选择韦氏智力量表；适应性行为是指人适应外界环境而生存的能力，6 月龄至 14 岁儿童均可采用婴儿 - 初中生社会生活能力量表加以评定。

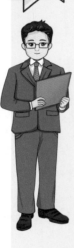

专家说

智力障碍的病因多样，大多数病人无针对病因的特异性治疗，亦无特异性的药物和器械治疗，以行为干预为主。根据患儿的身体结构和功能、活动和参与度，并结合环境因素和个人因素，制定个体化的康复治疗方案，以最大程度的改善认知和提高社会适应能力，并强调早期康复干预的重要性。主要包括：早期认知训练，通过视觉、触觉、听觉及嗅觉的多感官刺激训练，促进认知发育；智力障碍的孩子，多合并不同程度语言和言语障碍，需根据语言发育水平，尽早给予言语康复治疗；此外，特殊教育、游戏治疗、日常生活训练等在提升智力和增加日常生活能力等方面也有一定疗效。需要强调的是，部分智力障碍的孩子共患有癫痫、运动发育障碍或活动受限、注意力缺陷多动障碍或抽动障碍等疾病，需到神经专科就诊，给予相应的治疗。

对于不明原因的智力发育障碍，尤其合并有癫痫、特殊面容及有类似疾病家族史者，建议完善基因和 / 或染色体检查，以协助病因诊断及优化治疗方案，同时也有利于家庭生育遗传咨询。如由 SLC2A1 基因突变导致的葡萄糖转运体缺乏症，临床表现为不同程度的智力障碍，或伴有癫痫发作及共济失调，通过生酮饮食可显著改善患儿的认知发育水平、有效控制癫痫发作。

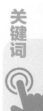
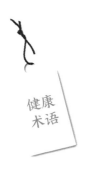

社会适应性行为: 指个体为了逐步接受现有社会生活方式、道德规范和行为模式进行的一系列动作组合,包括生活自理能力、学习能力等。不同年龄儿童的社会适应性可通过孩子对环境刺激的行为反应及父母问卷调查等的一些量表进行客观评估。

(张鹏鹏 李听松)

99. 孩子**走路姿势异常**可以通过康复手段治疗吗

步态作为人类步行的行为特征,包括肢体协调状态及足迹特征,每个人各不相同,但偏离正常的步态特征曲线,即可定义为走路姿势异常。儿童走路姿势异常的发生大致分为疾病因素和非疾病因素,在病因治疗的基础上,科学、规范的早期康复介入可帮助解决大部分孩子异常走路姿势。

异常走路姿势疾病因素包括神经系统疾病,如脑瘫、脊髓损伤等;肌肉骨骼疾病,如先天性髋关节发育不良、滑膜炎、脊柱侧弯及先天性肌病等;代谢

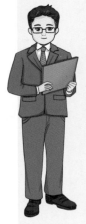

性疾病，如成骨不全、佝偻病等。非疾病因素是指正常发育阶段出现的"看起来不正常"的走路姿势和步态，随着年龄的增长和肌肉骨骼的发育会自然消失；或因生活习惯或不良姿势，如儿童过早行走、不良坐姿、不良睡姿影响下肢骨骼发育继而影响的异常走路姿势。

不管是何种异常走路姿势，都可通过康复手段进行治疗。异常的走路姿势会增加能量消耗和异常应力对身体的影响，如疼痛、肌肉萎缩、肌肉紧张、关节变形等。因此，在病因治疗基础上，非药物治疗手段的康复治疗是缓解、纠正走路异常姿势最有效的方式，包括宣教改正不良姿势，如避免 W 跪坐、趴着睡觉等不良姿势，采用盘腿坐或对脚掌坐、莲花坐、反骑椅背坐及侧卧位睡觉等；在专业康复治疗师指导下，进行运动疗法激活薄弱肌群、佩戴矫形器具、肌内效贴贴扎治疗及手法牵伸治疗等。需要注意的是，部分非疾病因素导致的走姿异常因过度代偿，已经出现结构改变，也需要外科和康复手段共同介入。

健康加油站

走路姿势异常的治疗

走路姿势异常原因复杂，需在充分评估病因及异常姿势分类和程度的基础上，才能给予恰当、合理的治疗方案，非药物手段的康复治疗是整个治疗方案的一部分，不可脱离病因而过分强调康复治疗，必要时仍需至骨科、神经内科、心理科等相关科室就诊，采取综合干预手段。

（张鹏鹏　李听松）

100. 为什么**康复治疗**
需要很长时间

康复治疗是指运用综合措施，促使各种原因导致的身心功能障碍或残疾恢复正常或接近正常的治疗方式。我们说的康复治疗通常指物理治疗、作业治疗、语言治疗、心理治疗等的非药物手段的治疗，不同系统疾病的康复治疗具有各自的理论基础。

专家说

康复治疗以神经康复治疗和肌骨康复治疗最为常见。主要是通过诱导患者主动参与语言、运动及认知活动过程，并进行重复训练，从而达到改善功能的目的。在适当的条件下，孩子主动参与越多，对神经可塑性的影响越强，临床治疗效果越明显。当我们一遍又一遍练习和重复某个动作时，大脑中新的神经连接就会越来越多，神经功能也随之发生改变，从而使得孩子的神经功能逐渐恢复，甚至接近正常水平。通过持续、密集的康复治疗促进损伤神经回路的改善，这一过程往往需要 1 年甚至更长的时间。有证据表明，即使是完全性的脊髓损伤患者，也可通过长时间的康复治疗激活以前体内储备的、在正常生理状态下未发挥功能的神经细胞和神经连接，从而获得一定的结构和功能改善。

肌肉骨骼系统损伤的康复周期相比神经系统损伤康复周期较短，但也并非朝夕之功。肌骨系统损伤后往往伴随疼痛、力线改变、关节僵硬、肌肉萎缩等临床症状，出于自身保护机制，如避免疼痛，孩子往往做出不同的代偿方式，最终导致损伤愈合延缓或愈合后功能受限、体态异常等。因此，康复需早期介入，如针对肢体肿胀的淋巴引流康复治疗、关节被动活动预防关节僵硬、肌肉等长收缩练习预防肌肉萎缩、光电磁物理因子治疗促进损伤恢复预防并发症等系列康复手段，可有效预防上述情况的出现且缩短整体病程，俗话说的伤筋动骨一百天，也就是这个道理。对于儿童而言，因发育水平限制及配合程度较低，康复治疗周期可能会更长。

无论药物治疗或手术治疗都不是疾病的终点，为了更好促进疾病急性期后的功能恢复，长时间的康复治疗是必不可少的一个环节。

（张鹏鹏　李昕松）

101. **遗传性病因**导致孩子全面**发育迟缓**，能不能做康复治疗

全面性发育迟缓，不是字面上的全部发育迟缓，是指 5 岁以下处于发育期的儿童，表现为大运动或精细运动、语言、认知、社交和社会适应能力等能区有两个及以上的发育里程碑落后，全面性发育迟缓是暂时性、过渡性、症状描述性的诊断，需对全面性发育迟缓的孩子，边治疗边寻找病因。

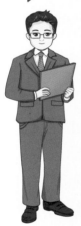

专家说

同智力障碍一样，全面性发育迟缓的病因也非常复杂，包括先天性的遗传性病因和后天获得性病因。有研究发现，遗传因素占不明原因全面性发育迟缓的50%，它包括染色体畸形、拷贝数变异、单基因突变、线粒体环状基因突变等多种致病方式，病变的结果导致相关的编码蛋白出现异常的功能减弱或增强，从而表现出语言、认知、运动、社交和社会适应性等不同能区的发育落后，或伴随癫痫发作、运动障碍、共济失调等其他症状。目前而言，除脊髓性肌萎缩外，针对绝大多数的遗传变异的靶向精准基因治疗的有效性和安全性仍处于探索之中，同时，有少数基因突变相关的全面性发育迟缓可通过药物治疗或生酮饮食得到

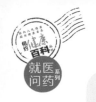

一定程度的缓解，如 *CDLK5*、*SLC2A1*。康复治疗需对症处理，并且可辅助特异性治疗措施提升疗效。因此，遗传因素导致的全面性发育迟缓仍以非药物手段的康复干预治疗为主，针对临床症状体征相关的身体结构功能、活动和参与度等进行系统评估后，制定相应的康复治疗方案，以最大程度改善基因变异导致的功能障碍。值得注意的是，神经康复治疗的理论基础是神经系统的可塑性，在对遗传性全面性发育迟缓的孩子进行康复治疗过程中，需注意基因变异相关蛋白残留的功能对康复强度的耐受性，以免过犹不及。

（张鹏鹏　李听松）

102. **植物状态**的孩子
经康复治疗能醒过来吗

植物状态是由严重脑损伤导致的意识障碍，表现为患儿的心跳、呼吸等基本生命体征正常，也有正常的清醒 - 睡眠周期，但对外界刺激无功能性的语言、动作等方面的交流。目前针对植物状态的儿童，无特异性的药物或器械治疗，以综合康复治疗为主，能否清醒受多种因素影响，并不是经过康复治疗就一定能醒过来。

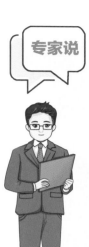
目前有研究发现，植物状态的孩子经过治疗后约有 50% 的患儿会恢复意识，其中，大约有 3/4 的孩子意识恢复发生在起病后半年左右，个别患儿在病程 2 年左右会意识恢复。孩子能否意识恢复与其原发疾病密切相关，相对而言，外伤导致的植物状态预后较好。因此，尤其在孩子发生植物状态的第一年内，应该给予全面的康复治疗，它包括视、听、嗅、触等各种感觉刺激，但应避免重复和频繁的刺激，鼓励选择复杂的情绪刺激，如疼痛感觉刺激和愉快的视听刺激等，可能对意识恢复更有帮助；早期运动治疗，在防止关节挛缩及肌肉萎缩的同时，运动治疗的触觉刺激也有利于意识的恢复；高压氧治疗、周围正中神经电刺激、经颅磁刺激及经颅直流电刺激等物理因子治疗也有一定效果。中医的针灸及中药汤剂在植物状态治疗上也积累了一些经验。此外，有创性的脑深部电刺激在一些个案中有效。

值得注意的是，植物状态的孩子无主动运动，长期处于卧床状态，全方位的护理显得尤为重要。护理及康复治疗过程中，需注意保持气道通畅、防止误吸窒息；肢体功能位摆放有助于减少异常姿势及关节挛缩；勤翻身拍背，防止静脉血栓、坠积性肺炎、压疮等；如有癫痫发作、持续性姿势异常等表现，尽早至神经专科门诊就诊，为孩子意识恢复创造一个良好的周围环境；此外，营养支持也非常重要。

关键词

植物状态 康复治疗

康复治疗过程中对患者进行一些辅助检查，以协助评估脑功能损伤的程度及预后判断。主要包括：头颅磁共振（包括弥散张量成像）、脑电图、听觉/体感诱发电位、血清生化标志物等。

（张鹏鹏　李听松）

十八

少儿妇科
疾病

103. 孩子会得哪些**妇科疾病**

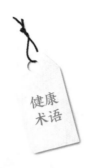

关键词

孩子　妇科疾病

健康术语

两性畸形：指在胚胎发育过程中，性器官分化异常，导致外生殖器同时具备男性和女性特征的情况。

一直以来，大多数家长认为妇科疾病是成年女性才得的病。其实，从新生儿期、婴儿期、儿童期到青春期的女童，不同阶段，都会发生不同的妇科疾病。例如炎症、肿瘤、内分泌异常、妇科先天畸形、创伤等。从疾病谱、病因、诊断、治疗及治疗结果看，它与成人妇科有很多不同，绝非成人妇科的微缩版。

专家说

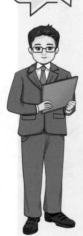

幼女由于外生殖器发育不成熟，雌激素水平低，阴道微生态建立不完全，外阴及阴道局部抵抗力弱，易发生小儿外阴、阴道炎性疾病；常出现外阴红肿、疼痛、瘙痒、分泌物发黄或有臭味。检查发现外阴或肛周皮肤发红或外阴皲裂、色素脱失或两侧小阴唇粘连在一起，遮蔽阴道口和尿道口。甚至有时出于好奇心，有些女孩会把一些小东西塞到阴道里，时间一长，造成继发感染，且经抗炎治疗效果不好，伴有血性分泌物，此时应注意是否有阴道异物。

青春期是儿童到性成熟的过渡期，是生长发育的关键时期。此时内分泌异常成为突出问题。此期，乳腺、阴毛及骨骼发育，月经来潮并逐渐规律。此期可能出现性早熟，性发育延迟或性发育异常，还可能出现月经不规则、闭经、原发性痛经以及继发性月经改变，还需要注意体重过高、过低对月经的影响，以及多囊卵巢综合征这些可能涉及全身内分泌及代谢的问题。

小儿生殖器肿瘤也时有发生，但各年龄段所患肿瘤的性质不尽相同，总的发病趋势呈上升状态。在小儿及青春期的生殖器官肿瘤和成人相比，子宫、宫颈、阴道肿瘤较少，好发于阴道及宫颈的横纹肌肉瘤幼女多见，以阴道出血为主要表现。青春期以卵巢生殖细胞肿瘤为主，大多为良性，但也有相当的比例是恶性，要引起高度重视。但卵巢肿瘤可伴发蒂扭转，若突发腹痛需及时就医。

生殖道畸形虽少见但多就诊于青春期门诊。其中处女膜闭锁较常见，青春期后无月经初潮，有逐渐加重的周期性腹痛，应及时就医。另外阴道闭锁、先天性无阴道、无子宫等各种生殖道畸形也时有发生。如果发现性发育延迟或有男性化的表现时，需要及时就医，除外两性畸形的可能。

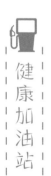

健康加油站

根据性染色体、性腺及外生殖器的不一致，可以将两性畸形分为真两性畸形与假两性畸形。

（1）真两性畸形：在同一个人身体上，既有男性睾丸，又有女性卵巢两种生殖腺的畸形现象。外生殖器多为性别不明，也可能表现为女性或男性，而第二性征的发育往往随占优势的激素而定。

（2）假两性畸形：体内实际只有一种性腺，或者

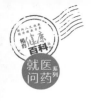

是男性性腺，或者是女性性腺。具有男性性腺者，其
外生殖器的外观却是女性特征；具有女性性腺者，其
外生殖器的外观是男性特征。

（芦 莉 白盖措）

关键词

妇科肿瘤 手术

104. 孩子患**妇科肿瘤**
一定要进行手术治疗吗

孩子患妇科肿瘤的概率较小，但仍偶有发生。不同年龄阶段罹患妇
科肿瘤的部位也不尽相同，主要来自于外阴、阴道、宫颈、子宫和附件
（卵巢和输卵管）等部位，最常见的妇科肿瘤来自于卵巢。妇科肿瘤又
可分为良性和恶性，需要不同的治疗方法，以免造成不良后果。

虽然小儿发生妇科肿瘤的可能性较成人小很多，
但仍可发生在所有年龄段的孩子中。

在儿童和青少年阶段发生的妇科肿瘤中，最常见
的是卵巢肿瘤，其中以卵巢生殖细胞瘤为主。患儿往
往没有任何症状，仅在偶然 B 超检查发现；有时会因
肿瘤增大，小儿自己摸到腹部有一包块，进一步超声
检查发现。卵巢肿瘤绝大部分为良性肿瘤，但也有恶
性肿瘤的风险，因此需要进行甄别。单纯的囊性卵巢

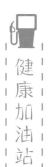

包块和系膜囊肿通过 B 超可清晰看到，通常可除外恶性可能。如果这种包块直径小于 5cm 尤其是小于 3cm 时，通常不需要手术治疗，建议定期复查。

卵巢生殖细胞肿瘤中最常见的是良性畸胎瘤，可通过核磁、CT、肿瘤指标等与恶性卵巢肿瘤相鉴别。

幼儿期妇科肿瘤最多见的是阴道葡萄状肉瘤，常由于阴道出血和阴道脱出肉样组织而就医，因其是恶性肿瘤，需尽快就医进行化疗和手术治疗。青春期前罹患宫颈癌和子宫肌瘤等妇科肿瘤较少见。

健康加油站

中等大小的卵巢囊肿易发生扭转。卵巢囊肿蒂扭转是一种紧急情况，主要表现为突发的剧烈腹痛、腹部压痛、恶心呕吐、发热等。可通过超声、核磁共振、CT 等影像学检查来确诊。同时明确囊肿的形态、大小、位置、是否破裂及蒂扭转的征象，如卵巢血液供应的改变、卵巢扭转或者卵巢囊肿的破裂等。综合临床表现和影像学检查结果，可以明确诊断卵巢囊肿蒂扭转。明确诊断后需要进行急诊手术，多采用腹腔镜手术治疗。需要重视的是，几乎所有的儿童期卵巢囊肿蒂扭转都不需要切除卵巢，保留卵巢的成功率极高，保留了患儿的生育功能。术中需将扭转的附件进行复位，同时对囊肿进行剥除治疗。

（芦　莉）

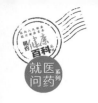

105. 初潮后月经不规律
该如何应对

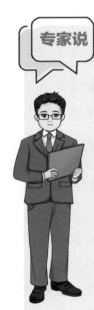

初潮即第一次月经，是下丘脑 - 垂体 - 卵巢 - 子宫轴生殖生理和内分泌功能建立的标志和青春期发育成熟的象征。初潮后 2~3 年内多为无排卵型月经，因此可能存在月经周期不规律的现象。但也有一部分女孩初潮就是排卵月经，因此也可能发生妊娠等情况。

专家说

初潮是女孩的第一次月经，标志着女孩的青春期发育已经成熟，开始具备妊娠的基本条件了。一般女孩在 10~16 岁之间初潮，中国女孩的平均初潮年龄在 11~12 岁。正常的月经周期应该为 3~6 天。间隔周期超过 35 天称为月经稀发，小于 21 天为月经频发。初潮时小于 10 岁可能为性早熟，大于 16 岁未初潮应考虑性发育延迟，如果超过 18 岁未初潮则为原发性闭经，需及时就诊查找病因。月经持续时间通常在 7 天以内。月经持续时间过长或过短，月经量过多导致贫血，月经时多时少或持续不断，都是月经失调的表现。

月经来潮是受下丘脑 - 垂体 - 卵巢轴调节的，在初潮后的最初 1~3 年中，该调节轴的建立尚不完善，正反馈和负反馈的功能尚未健全，因此，在初潮后的几年当中，部分孩子会出现月经失调。例如月经周期延长，2~3 个月或更长时间不行经，但每次行经正常；或月经频发但经量无明显增多；阴道淋漓出血但可自行停止等现象。此时不必过于紧张，可先观察月经变化情况，观察月经是否逐渐恢复正常。青少年月经受情绪、睡眠、外界环境等方面影响较大。随着孩子发育不断成熟，月经周期也逐渐稳定，大多数不需要进行医疗干预。

青少年期间的月经失调有时会伴有严重的出血而导致较为严重的贫血，反复的月经失调甚至会导致子宫内膜病变，严重影响健康。因此，如果遇到多量出血超过 7 天，或导致贫血；反复持续出血超过 1 个月时，应及时就医。如果闭经时间超过 3 个月应及时就医，避免突发大出血的发生，并进一步检查闭经原因。若发生了出血过多导致失血性贫血，需要立即止血治疗，并及时纠正贫血。必要时药物治疗，帮助孩子建立正常的月经周期。

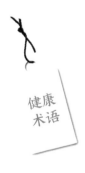

健康术语

原发性闭经： 有正常生长和第二性征（乳房、性毛），15 岁无月经来潮；或乳房发育 2~5 年后仍未有月经初潮。

（芦　莉）

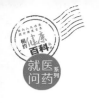

106. 孩子有必要注射

HPV 疫苗吗

关键词

宫颈癌　HPV疫苗

宫颈癌是最常见的女性恶性肿瘤之一。高危型 HPV（人乳头瘤病毒）的持续感染是宫颈癌发病的最主要原因。且近年来呈现低龄化趋势。宫颈癌也是唯一病因明确、可防可控的癌症。中国女性 HPV 感染率按年龄呈"双峰"分布，第一个高峰在 15~24 岁，青少年面临 HPV 感染的首个高峰。HPV 疫苗是目前世界上唯一认证能预防癌症的疫苗，接种 HPV 疫苗是宫颈癌的一级预防，从源头上杜绝了高危型 HPV 的持续感染。

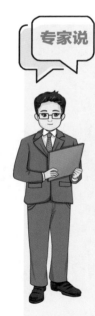

专家说

HPV 是一个庞大的家族，目前已发现 200 多种型别，根据是否致癌分为高危型和低危型，其中，高危型中的 HPV16 型和 HPV18 型是引发宫颈癌的主要高危型别。HPV 主要通过性行为传播，在开始性行为之后感染率迅速上升，多数 HPV 感染可通过自身免疫力清除，只有高危型 HPV 持续感染才会发展为宫颈癌，青少年面临 HPV 感染"双峰"中的首个高峰，因此，在青春期接种 HPV 疫苗是预防宫颈癌最有效的方式。

目前，我国上市的有二价、四价和九价 HPV 疫苗，推荐 9~45 岁人群进行接种。价数代表可预防的

HPV 型别。针对疫苗的保护效力来说，未发生性行为的女性是接种 HPV 疫苗的最好时机，最佳接种年龄为 9~14 岁，也就是在 15 岁以前接种最好，是目前公认的接种 HPV 疫苗的"黄金年龄"。排除禁忌证后越早接种，诱导出的抗体水平越高，获得的免疫效果更好。同时，9~14 岁的年龄段接种疫苗，接种者大概率还没有感染 HPV 的风险，保护效力相对更高，预防宫颈癌的效果更好，因此我们应做到早接种、早预防。

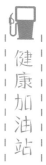
健康加油站

HPV 疫苗小常识

二价 HPV 疫苗：主要预防 16、18 型两种高危亚型，预防两种亚型引起的宫颈癌。接种 3 针（第 0、第 1、第 6 个月）；9~14 岁接种 2 针（第 0、第 6 个月）。

四价 HPV 疫苗：是在 16、18 型的基础上增加了 HPV6、11 两种低危亚型病毒的预防，多了对生殖器疣的预防。接种 3 针（第 0、第 2、第 6 个月）。

九价 HPV 疫苗：涵盖了 HPV16、18、6、11 四种亚型，在此基础上增加了 5 种亚型，分别是 HPV31、33、45、52、58 型，宫颈癌的预防能力更进一步提升，并同时可预防生殖疣，以及其他生殖道周围癌变。接种 3 针（第 0、第 2、第 6 个月）。

（芦　莉　白盖措）

107. 青春期女孩
乳房发育不良怎么办

乳房发育是女孩青春期发育的最初体格变化，标志着女孩进入了青春期，乳房的发育通常伴随着身高的突增；因此，女孩的乳房发育进程十分重要。乳房的发育受到体内雌激素水平的影响，同时也受到遗传因素的影响。

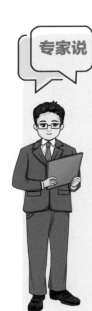

专家说

女孩的乳房发育是青春期开始发育的标志，反映了体内雌激素水平的升高，说明此时卵巢功能开始启动。乳房的发育初期，两侧可能不对称，一侧早于另一侧，或两侧乳房的大小有轻微差别都很常见。乳房发育的程度需要根据乳腺组织的大小和乳晕、乳头的发育情况来衡量。通常从未发育到完全发育分为 5 期。但对于比较肥胖的女孩，乳腺组织的触诊比较困难，真正的准确的分期也比较困难。因此乳晕和乳头的观察更为重要。

女孩的乳房初期发育的时间是 10~11 岁，8 岁以后乳房开始发育认为是正常的。如果超过 14 周岁乳房还没有发育，那么就有可能是性发育延迟，需要就诊，除外相关疾病可能。但是乳腺发育的程度与乳房大小不一定成比例，后者与孩子胖瘦相关，也与遗传相关，有些女孩由于过瘦，乳房显得扁平，但乳头发育正常，乳晕直径超过 1cm，触诊可及乳腺腺体组织，这种情况大多数是发育良好的，一般不需要医疗干预。真正的乳房不发育通常与性激素水平低有关，因此乳房不发育通常伴随着初潮的延迟。检查会发现乳头如幼女，色浅且小，乳晕色淡，无结节，触诊乳晕下空虚无腺体，可能需要进一步超声检查，观察是否有乳腺腺体。如果 13~14 岁仍未发育，需要及时就医，发现导致发育延迟的疾病。

临床常见的情况是孩子月经已经初潮，且月经比较规律，但乳房体积较小；这种孩子的乳房腺体通常发育正常，只是乳房中的脂肪少，所以看起来乳房没有发育。这种情况是正常的，并不会影响到孩子乳房的功能。随着体重增加，乳房也会逐渐增大，无需特殊治疗。有些孩子的乳房发育不均匀，一侧较大，需要排除是否患有肿瘤，通常行超声检查就可甄别。

（芦　莉）

108. 女孩长**痤疮、多毛**就是患上**多囊卵巢综合征**吗

青春发育期的女孩常会出现痤疮、毛发增多。这是正常女孩在生长发育过程中较常见的现象，是由于青春期发育过程中雄激素参

与导致的，雄激素水平通常在正常范围内。确实，多囊卵巢综合征（polycystic ovary syndrome，PCOS）的患者经常会有痤疮、多毛、肥胖等症状，但不是有这些症状的女孩都患有多囊卵巢综合征。

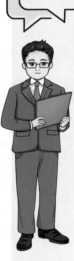

关键词

痤疮　多毛　多囊卵巢综合征

专家说

女孩进入青春发育期后，卵巢功能和肾上腺功能开始启动。卵巢和肾上腺均会分泌不同类型的雄激素，同时卵巢会分泌大量的雌激素。在雌激素作用下，女孩的体态发生女性化改变，在雄激素的作用下，可出现痤疮和毛发的增长，这些都是正常的生理现象。正常人肾上腺的分泌也会受到精神压力、紧张焦虑等因素的影响，分泌更多的雄激素，导致痤疮等症状的加重。而 PCOS 的患者会出现持续的雄激素增多，导致痤疮、多毛和肥胖。因此不是所有的痤疮和多毛都是PCOS。

临床诊断上须符合下列 3 项标准中的 2 项才能诊断为PCOS：①卵巢多囊样改变、卵巢增大；②月经不规则、月经延迟或闭经；③高雄激素的临床表现或化验检查雄激素偏高。需要注意的是，在女孩初潮的 1~3 年中，月经通常还不规律。因此，青春期 PCOS 的诊断与成人不同，需要符合以上 3 个标准才能诊断。

PCOS 的发病也是循序渐进的，最初可能会出现个别症状，如月经失调或痤疮等，随着时间延长，病情也逐渐明显。因此，当女孩初潮后月经不规律则持续 3 年还未规律，或出现较为快速的体重增长，伴有月经稀发和闭经；或出现较为严重的痤疮和多毛时也应及时到医院就诊。

PCOS 常伴有肥胖和胰岛素抵抗，可导致排卵障碍，因此可致不孕；并可增高罹患糖尿病、高血压的风险。因此，首要的治疗是调整生活方式，控制饮食和增加锻炼，对于肥胖患者，减轻体重是治疗的重要一环；必要时在此基础上通过药物调节月经和恢复排卵。通过良好的生活方式的调整和体重控制，可降低代谢综合征的发病风险和推迟发病时间。

（芦　莉）

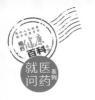

相约健康百科丛书

人物关系介绍

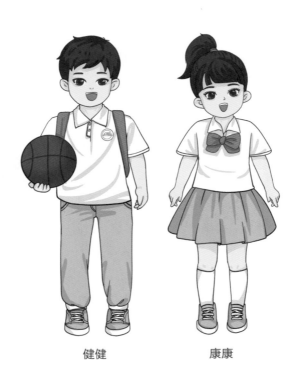

健健   康康

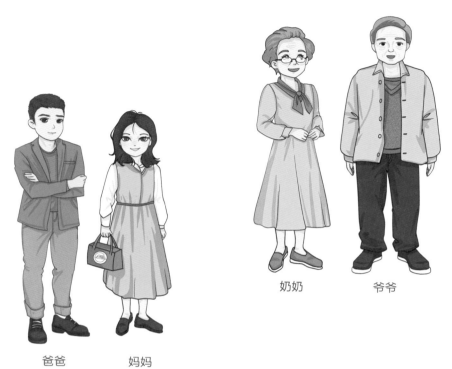

奶奶　　　　　爷爷

爸爸　　　妈妈

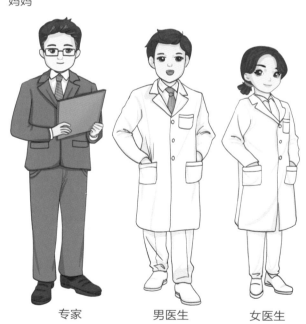

专家　　　　男医生　　　　女医生

版权所有，侵权必究！

图书在版编目（CIP）数据

儿童及青少年就医指导 / 刘智胜，傅君芬主编 .
北京 ： 人民卫生出版社，2024. 7. --（相约健康百科
丛书）. -- ISBN 978-7-117-36605-2

I. R179；R161.5

中国国家版本馆 CIP 数据核字第 2024Q9X29 号

人卫智网	www.ipmph.com	医学教育、学术、考试、健康，购书智慧智能综合服务平台
人卫官网	www.pmph.com	人卫官方资讯发布平台

相约健康百科丛书
儿童及青少年就医指导
Xiangyue Jiankang Baike Congshu
Ertong ji Qingshaonian Jiuyi Zhidao

主　　编：刘智胜　傅君芬
出版发行：人民卫生出版社（中继线 010-59780011）
地　　址：北京市朝阳区潘家园南里 19 号
邮　　编：100021
E - mail：pmph @ pmph.com
购书热线：010-59787592　010-59787584　010-65264830
印　　刷：北京瑞禾彩色印刷有限公司
经　　销：新华书店
开　　本：710×1000　1/16　　印张：25
字　　数：324 千字
版　　次：2024 年 7 月第 1 版
印　　次：2024 年 8 月第 1 次印刷
标准书号：ISBN 978-7-117-36605-2
定　　价：79.00 元

打击盗版举报电话：010-59787491　E-mail：WQ @ pmph.com
质量问题联系电话：010-59787234　E-mail：zhiliang @ pmph.com
数字融合服务电话：4001118166　E-mail：zengzhi @ pmph.com

79